DE LA MÉDECINE

HOMŒOPATHIQUE.

PARIS. — IMPRIMERIE DE FÉLIX LOCQUIN,
16, rue Notre-Dame-des-Victoires.

DE LA MÉDECINE
HOMŒOPATHIQUE

SES AVANTAGES

SUR LES AUTRES DOCTRINES MÉDICALES

ET RÉSUMÉ DU RÉGIME A SUIVRE

PENDANT LE TRAITEMENT DES MALADIES,

PAR M. CROSERIO,

Docteur en médecine, Président de la Société de médecine homœopathique de Paris, Membre de la Société homœopathique gallicane, Médecin de l'ambassade de Sardaigne à Paris, de l'Etablissement de charité de Saint-Vincent de Paule, de la Société protestante de secours mutuels, etc.

Ich rede aus Erfahrung.

Je parle d'après l'expérience.

HAHNEMANN.

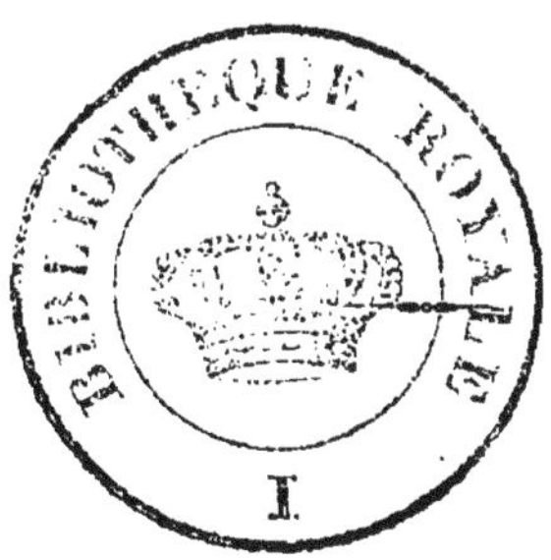

PARIS

HEIDELOFF ET CAMPÉ, LIBRAIRES,

16, RUE VIVIENNE;

J.-B. BAILLÈRE, LIBRAIRE,

13 *bis*, RUE DE L'ÉCOLE DE MÉDECINE.

1835

AVANT-PROPOS.

Après avoir lu la lettre de l'Académie royale de Médecine au ministre de l'instruction publique contre l'homœopathie, j'avais d'abord conçu le projet de faire l'examen critique des assertions qu'elle renfermait; mais en réfléchissant à l'ignorance que les membres de cette société ont montrée de cette doctrine pendant la discussion qui a précédé l'adoption de ce singulier manifeste, j'ai pensé qu'un exposé rapide des bases fondamentales et des avantages de l'homœopathie mis en parallèle avec les vices de l'ancienne théorie, servirait beaucoup mieux la cause de l'humanité en répandant dans le public les véritables principes de la médecine, et en le mettant en état d'apprécier par lui-même les objections de l'Académie, tel est le but de cet ouvrage : les médecins qui n'ont pas étudié les ouvrages classiques sur l'homœopathie pourront y puiser une idée de son importance. D'ailleurs il était impossible de faire une réfutation sérieuse d'une critique dénuée de toutes raisons solides.

L'homœopathie, repoussée par les corps savans et les écoles de médecine, éprouve le sort de toutes les découvertes importantes faites dans cette science.

Combien de temps l'inoculation, la vaccine, la lithotritie, et d'autres découvertes n'ont-elles pas été repoussées par les académies? Le quinquina, si généralement estimé, n'a-t-il pas été long-temps l'objet de leurs proscriptions? l'antimoine, l'émétique, sont dans le même cas. Harvey, pour avoir fait la découverte, immense par ses résultats sur les sciences physiologiques et médicales, de la circulation du sang, a été repoussé et tellement calomnié par ses confrères, qu'ils lui ont enlevé tous ses cliens, et l'ont réduit à la plus grande misère; Galilée, lorsqu'il proclamait la grande vérité du mouvement de la terre, n'était assurément pas soutenu par les savans de l'époque, puisqu'il passait une grande partie de sa vie dans les cachots de l'inquisition. Si nous parcourions toutes les découvertes, nous les verrions toujours repoussées à leur origine, par les hommes dont elles attaquent directement les idées et l'autorité; l'obscurité qui enveloppe le nom de la plupart de ceux qui introduisirent les innovations les plus utiles, est encore une preuve de ce travers de l'esprit humain.

Locke, ce penseur profond, a dit: « Quel est » celui qui pourra, par les meilleures raisons se lais» ser dépouiller tout-à-fait de ses anciennes opinions, » de toutes ses connaissances, et de tout le savoir » qu'il a eu tant de peine à acquérir par les travaux » constans de toute sa vie, et se résoudre à adopter » des idées toutes nouvelles? les raisonnemens les » plus sévères et les plus concluans ne pourront pas

» autrement le convaincre, que le vent ne pourra » déterminer le voyageur (de la fable) à quitter son » manteau. » Jamais ces paroles n'ont été mieux applicables qu'à la découverte de l'homœopathie, qui renverse de fond en comble tous les échafaudages théoriques des anciennes doctrines, et forme une nouvelle création. Après cela comment s'étonner que les médecins haut placés ne s'opposent pas de toutes leurs forces à l'admission de ces principes? La résistance passive qu'ils ont adoptée, est le moyen le plus efficace pour arriver à ce but; car un examen sérieux, un examen par expérimentation tel que Hahnemann le réclame, les mènerait infailliblement à reconnaître la vérité; c'est du moins ce qui est toujours arrivé jusqu'à ce jour, et c'est ainsi que l'homœopathie a vu se convertir à ses doctrines quelques-uns des hommes les plus célèbres de l'Allemagne; les expériences qu'ils ont faites pour en prouver la fausseté, leur en ont démontré la solidité, et ont opéré leur conversion; mais ces expériences, ils ne les ont pas faites sans règles et sans principes, sans se conformer aux conditions prescrites par la doctrine homœopathique et qui en forme l'essence, ni sans sortir des habitudes de l'ancienne médecine romme l'a fait M. A. . . . .

L'homœopathie est en opposition trop directe avec les idées anciennes pour pouvoir être jugée avec ces mêmes idées. Née de l'expérience elle ne peut être démontrée que par elle. Hahnemann ne demande pas une foi aveugle en sa doctrine, il dit en différens endroits de ses ouvrages ; « ceci paraît » invraisemblable et cependant cela est, je ne crains » pas d'être jamais démenti par l'expérience. »

Une doctrine qui s'annonce avec une telle franchise et sous de tels auspices, méritait d'être traitée plus sérieusement par une réunion d'hommes graves auxquels le gouvernement demandait un avis sur son importance; si la discussion n'avait pas amplement démontré qu'aucun de ses membres n'en avait une idée exacte et nette, et que la très-grande majorité n'en connaissait absolument que le nom, les mots *similia similibus*, et doses infinitesimables, cette société serait bien coupable d'avoir fait une telle réponse.

La lettre de l'Académie peut se traduire à peu près en ces termes : *Monsieur le ministre, nous savons combien la médecine homœopathique fait de prosélytes en Allemagne, en Russie et en Italie, nous voyons qu'elle commence à se répandre en France, et que même plusieurs malades traités en vain par nous ont été guéris par elle ; cette doctrine, contraire à ce que nous ont enseigné nos maîtres, est très-difficile et très-abstraite ; mais comme le seul moyen de la connaître et de nous convaincre de son mérite serait de l'expérimenter dans des hôpitaux convenables, nous vous prions, monsieur le ministre, de nous refuser ce moyen de nous éclairer afin de l'empêcher de se répandre, ou du moins de retarder sa propagation pendant la durée de notre vie, et que nous puissions jouir tranquillement de nos positions, sans être obligés de nous livrer à un travail si pénible.*

On a bien vu des corps savans opposer l'injustice et la partialité à de nouvelles découvertes (c'est la règle générale inhérente à l'instinct de conservation de tous les êtres); mais il était réservé au dix-neuvième siècle, de voir un corps médical supplier le gouvernement de lui donner les moyens de se maintenir dans l'ignorance sur le sujet qui doit le plus le toucher, et qui fait tout le but de sa science, la santé de l'homme! Que répondre à une semblable société? Lorsque les gouvernemens de Russie, d'Autriche, de Prusse, de Bavière, de Saxe, de Cœten, de Saxe-Meyningen, de Gotha, de Wirtemberg, de Baden, de Hesse, etc., ont publié des ordonnances et des lois pour faciliter l'exercice de l'homœopathie; qu'un hôpital clinique est établi et soutenu à Leipsic pour l'enseignement de cette doctrine par les seules souscriptions de ses adhérens; lorsque les trois quarts des habitans du Nord de l'Allemagne ne veulent plus être traités que par cette doctrine; lorsque les chambres de Darmstadt ont adopté à l'unanimité la proposition d'ériger une chaire d'homœopathie dans toutes les écoles, et de ne permettre dorénavant l'exercice de la médecine à aucun docteur qui n'ait aussi été examiné sur l'homœopathie; lorsque 500 habitans de Hanovre demandent au gouvernement l'érection d'une chaire homœopathique à l'université de Gœttingue ; lorsque 18 journaux qui lui sont exclusivement consacrés la répandent dans tous les coins de l'univers, elle avait bien acquis assez d'importance pour mériter d'être examinée.

Cette nécessité semble bien avoir été sentie par le ministre : la question faite à l'Académie n'était-elle pas un moyen indirect d'engager ses membres à l'étudier avec maturité? L'Académie est d'autant plus coupable dans cette décision prise *ab irato* et sans examen contre une doctrine appuyée de faits si nombreux, que la société de médecine homœpathique de Paris lui avait offert, par une lettre du 1er mars dernier, de mettre à sa disposition tous les documens nécessaires pour éclairer sa conscience, et même de faire des expériences contradictoires sous les yeux des commissaires : l'Académie a mieux aimé juger sans connaître, et commettre une véritable prévarication.

Dans cette circonstance, les homœopathistes ont mis le bon droit de leur côté ; on verra par l'exposé de leurs principes s'ils n'ont pas aussi la raison.

Le tort que peuvent causer aux malades les idées fausses du public sur la médecine, et l'obstacle que ces erreurs apportent souvent aux succès du traitement homœopathique le mieux combiné m'ont fait sentir la nécessité de mettre cet abrégé à la portée des lecteurs non médecins ; et pour qu'il fût d'une utilité pratique pour les malades j'ai ajouté à l'exposé de la doctrine homœopathique des détails sur la manière d'étudier les souffrances, et de les exprimer afin de mettre le médecin à même de se former une idée exacte de la maladie, et un chapitre sur les règles hygiéniques à observer pendant le traitement homœopathique.

Je n'ignore pas la défaveur attachée à un ouvrage populaire de médecine; mais celui-ci n'est qu'une défense, c'est-à-dire une réponse aux accusations que l'Académie royale de Médecine elle-même a portées contre l'homœopathie dans l'intention explicite d'agir sur le public, il fallait bien par conséquent s'adresser aussi à lui pour le convaincre de l'erreur et de la mauvaise foi de ces juges prévaricateurs.

Si quelques passages paraissent écrits avec un peu d'amertume, les amis de la vérité m'excuseront en réfléchissant que l'auteur était encore sous l'impression des sarcasmes prodigués par l'Académie contre les homœopathistes; mais si cette circonstance a donné parfois une couleur un peu vive aux expressions, elle ne les a jamais portées au-delà de la vérité.

Trente années d'étude et de pratique de l'ancienne médecine m'ont mis à même d'en connaître les mérites et les défauts; ce n'est qu'après une conviction profonde, puisée dans la connaissance des deux doctrines, que j'ai reconnu l'importance de la réforme Hahnemannienne. Plusieurs années d'expérience de son application dans la pratique, n'ont fait que confirmer ma conviction sur son mérite; cette circonstance, d'accord avec le fait constaté qu'aucun des praticiens qui l'ont adoptée depuis trente ans n'est revenu à l'ancienne médecine dont les principes paraissent d'une absurdité vraiment pitoyable lorsqu'on a pratiqué pendant quelque temps les enseignemens si clairs et si rationnels de l'homœopathie, sont des argumens bien favorables de sa solidité.

L'engagement tacite contracté par tout médecin qui embrasse l'homœopathie, de contribuer de tout son pouvoir à sa propagation m'encourage dans la tâche pénible de publier la fausseté de mes croyances pendant trente ans : cette communauté de croyances que j'avoue avec les médecins de l'ancienne école prouve que, dans la critique que j'en fais, j'ai entièrement mis en dehors leurs personnes. Si cette publication peut faire connaître la vérité et ramener quelques confrères à son étude, le plus cher de mes vœux sera rempli.

—

TABLE

DES MATIÈRES.

CHAP. IX.

CHAP. X.

CHAP. XI.

CHAP. XII.

DE LA MÉDECINE

HOMŒOPATHIQUE

ET DE SES AVANTAGES

SUR LES AUTRES DOCTRINES MÉDICALES.

CHAPITRE Ier.

De la santé et de la maladie.

Le but de la médecine est de conserver la santé, et de guérir les maladies.

La santé, ce bien si précieux, qui n'est réellement apprécié que par les personnes qui l'ont perdu, est l'état de l'individu dans lequel toutes les fonctions physiques et morales (du corps et de l'esprit) se font régulièrement, avec facilité, et sans douleur.

La santé parfaite ne se montre pas seulement par l'état présent de bien-être physique, de gaîté, de bonne humeur et de contentement moral, mais encore par la faculté de résister, sans en être affecté, aux causes morbides ordinaires extérieures ou intérieures, auxquelles la vie est incessamment exposée, sauf les lésions physiques et l'action des fortes doses de poisons. L'âge même n'altère pas une constitution parfaite : le vieillard jouissant d'une excellente santé, pour ne plus avoir les forces du jeune homme, et son aptitude à remplir les fonctions propres au jeune âge, n'est pas moins gai et moins libre d'esprit, ni moins exempt de souffrances; il jouit du bien-être physique et moral, et ne s'aperçoit même pas de la faiblesse attachée à son âge.

On ne peut pas dire qu'un individu jouit d'une santé parfaite, lorsqu'un léger courant d'air, le moindre mauvais temps, les changemens de saison, de lune, un refroidissement, un peu de chaleur, de fatigue, une veille trop prolongée, le plus petit excès dans les alimens, le moindre chagrin, la moindre contrariété, en un mot un écart, quelque léger qu'il soit, dans sa manière de vivre uniforme et régulière, l'indispose et le rend malade.

Ainsi, si nous jetons un regard autour de nous, nous serons bientôt convaincus que bien peu de personnes, dans notre état actuel de civilisation, jouissent d'une santé complète; presque toutes n'en ont qu'une relative, plus ou moins forte, c'est-à-dire plus ou moins rapprochée de l'état de santé normale, ou de la maladie, soit à cause de notre manière de vivre si éloignée des lois de la nature, soit par une suite des vices des humeurs que nous ont légués nos ancêtres.

La maladie peut aussi varier à l'infini selon la constitution et l'habitude de l'individu, depuis la plus légère indisposition, une pépie au doigt ou une verrue, jusqu'aux fièvres et aux désorganisations les plus graves des viscères. Tel état de faiblesse, de susceptibilité, de tristesse ou d'irritabilité morale est un état de santé habituel d'un individu, pendant qu'il constitue une maladie réelle chez une personne ordinairement gaie, et qui jouit d'une santé franche et vigoureuse.

La maladie diffère donc de la santé, en ce que les fonctions des organes ne se font plus dans la rectitude parfaite de leur destination. La même force, le même principe qui préside à la santé, contribue aussi à la formation de la maladie, s'il reçoit une impression irrégulière.

Les médecins de toutes les époques ont cherché à déterminer quels étaient les changemens intérieurs qui s'opéraient dans les organes, pour constituer la maladie; mais comme on n'a jamais pu savoir quelle était la cause réelle, quel était le principe qui donnait lieu à la vie même dans l'état normal; il était naturellement impossible qu'ils pussent savoir quel était le changement que cette cause, ce principe inconnu éprouvait dans la maladie. Aussi combien d'hypothèses, combien d'absurdités la recherche de cet état intérieur de la maladie n'a-t-elle pas fait naître de la part des médecins, qui n'ont pas voulu avouer cette impuissance de l'esprit humain! Toutes les idées qui ont régné successivement dans les écoles des différens siècles, se trouvent reproduites dans ces suppositions : tantôt c'était le mauvais esprit, la colère des dieux; tantôt c'était un feu, une sécheresse, une humidité intérieure; tantôt c'était une roideur ou un relâchement des fibres, tantôt c'était une fermentation des humeurs, puis des sels, tantôt c'était un excès, tantôt un défaut du principe alcalin, de l'acide, etc.; tantôt c'était l'équilibre rompu de certains fluides et des solides, puis c'était l'obstruction des vaisseaux capillaires, une autre fois, c'était le spasme, la contraction spasmodique de ces vaisseaux, des fibres, ou des nerfs, ou bien c'était l'excès, ou le défaut du principe du calorique (du phlogistique), puis c'était un excès de bile, d'atrabile qui avait pénétré dans le sang, ou qui surchargeait les organes digestifs; tantôt c'était un excès ou un défaut de force, d'excitabilité ou de stimulans, tantôt c'était une irritation ou abirritation, inflammation, subinflammation, etc., etc., selon que le règne des superstitions religieuses, de l'alchimie, de la mécanique, des mathématiques, de la chimie, du spiritualisme, etc., etc., était en honneur dans les doctrines professées par les savans de l'époque.

Toutes ces théories, après avoir dominé les idées des médecins, ont peu à peu pénétré dans le public non médecin, et les malades ont cru successivement être sous l'influence d'une punition divine, ou du mauvais esprit, avoir un principe salin dans le corps, avoir un excès de feu, de calorique dans le sang, avoir de la bile, des humeurs, les fibres relâchées ou tendues, avoir les nerfs crispés, contractés, être irrités, et dans ces derniers temps, tous ou à peu près ont, selon eux, des irritations, des inflammations d'estomac, parce que l'auteur de la théorie médicale régnante a rapporté à cette cause la plupart des maladies aiguës, fébriles, et les maladies chroniques. Ces différentes théories étant le résultat d'une espèce de raisonnement, les unes faisaient nécessairement place aux autres; à mesure que des opinions nouvelles se faisaient jour, elles effaçaient les anciennes, une théorie en remplaçait toujours une autre chez les médecins, mais, dans le public, la succession ne s'est pas faite ainsi; les nouvelles doctrines qui se succèdent s'allient toujours aux anciennes, les nouvelles théories lui arrivent par le monde médical, les anciennes il les conserve par la tradition de ses ancêtres, et de ses contemporains non médecins, qui n'avaient pas encore été convertis aux théories médicales du jour. Aussi quel chaos, quel disparate en général, lorsqu'on entend un malade vouloir rendre compte de sa maladie! Excepté les causes surnaturelles (parce que les croyances religieuses sont malheureusement rares aujourd'hui), toutes les opinions qui ont dominé jusqu'à nos jours surgissent de son imagination, et même on voit encore quelquefois mettre en avant les causes surnaturelles par certains individus superstitieux; on pourrait citer les scènes déplorables de sortilège arrivées dernièrement dans différens départemens, et que les journaux nous ont racontées.

Le fondateur de l'homœopathie a été beaucoup plus sage, le seul sage jusqu'à ce jour sur ce point :

voyant la futilité de toutes les opinions émises sur la vie, son essence et l'inutilité des recherches des philosophes et des physiologistes sur cet important sujet, dont Dieu seul s'est réservé la connaissance, il ne rougit pas d'avouer la même ignorance quant à la nature intime, à l'essence des maladies; pour lui la maladie est une aberration du principe vital dans l'organisme, déterminée par les différentes causes morbifiques qui agissent sur le système nerveux, se manifestant par différentes sensations douloureuses ou insolites perçues par le malade, par le dérangement des fonctions des différens organes, par l'altération de leurs tissus, ou par d'autres phénomènes perceptibles aux sens extérieurs. Il rejette par conséquent tout ce qui est conjecture, tout ce qui est supposition, parce que c'est là ordinairement la source d'une erreur, et dans ce cas l'erreur est trop funeste à l'humanité pour qu'on ne doive pas s'abstenir de tout ce qui peut y conduire. Aussi quels maux n'ont pas dû résulter pour les malades de ces applications qu'on a faites des opinions dominantes sur la nature des maladies? Combien d'empoisonnemens par des médicamens actifs, ou, longtemps continués, les purgatifs, les sudorifiques, les diurétiques. Quelles quantités énormes de sang humain répandues par les mains des phlébotomistes! Pour n'en citer qu'un exemple : Le célèbre Bouvard, médecin de Louis XIII, ordonna à son royal malade 47 saignées, 215 vomitifs ou purgatifs et 312 lavemens dans l'espace d'une année (1). Dans le plus fort de l'exagération de la médecine, dite physiologique, on employait plus de 6 millions de sangsues par an dans les hôpitaux de Paris et à l'Hôtel-Dieu; on y répandait environ 200,000 livres de sang humain dans une année. Je ne parlerai pas des quantités énormes de poisons violens, données par les partisans de Rasori, l'apparition de la doctrine de Broussais, ayant heureusement mis obstacle à l'extension en France de cette doctrine de vrais empoisonneurs.

CHAPITRE II.

Origine de l'homœopathie.

Nous venons de voir dans le chapitre précédent combien étaient vagues, incertaines et absurdes les opinions émises jusqu'à ce jour sur la nature des maladies; cette incertitude était tout aussi grande sur leur traitement. Ce vague des théories devait nécessairement causer du doute sur les meilleurs moyens à employer pour leur guérison, aussi quelle incohérence, quelles contradictions chez les auteurs dans la médecine ordinaire! Les uns veulent échauffer, d'autres rafraîchir, d'autres tonifier, renforcer les fibres ou les affaiblir, d'autres épaissir, d'autres clarifier le sang,

(1) Comment ce malheureux souverain n'aurait-il pas été débile et craintif jusqu'à l'excès, tel que l'histoire nous le présente!

d'autres corriger ou neutraliser les principes salins, âcres, acides, alcalins, putrides, etc., d'autres faire évacuer la bile, l'atrabile, le lait répandu, d'autres veulent augmenter ou diminuer l'excitation, d'autres calmer l'irritation ou les spasmes, relâcher la tension des fibres ou tendre les fibres relâchées, etc., etc. Ces variétés, ces incertitudes se rencontrent bien plus encore lorsqu'il s'agit de déterminer le moyen à employer pour obtenir le but désiré. — Aussi lorsque chez un médecin consciencieux les illusions théoriques des écoles ont fait place aux réalités pratiques du lit du malade, il reconnaît bientôt l'insuffisance et l'incertitude des ressources de son art, et dans la crainte de nuire par une médication active et arbitraire, il se livre presque toujours à la médecine expectante, c'est-à-dire qu'il se contente de laisser agir la nature en éloignant seulement les causes qui pourraient la troubler dans ses effets salutaires.

Ces vérités, reconnues ordinairement par les médecins seulement après un nombre d'années de pratique, ont frappé le docteur Hahnemann dès son entrée dans la carrière médicale ; ayant été élevé par son père dans une horreur excessive, on pourrait dire superstitieuse, du mensonge et dans l'habitude de se rendre compte de tout ce qu'il faisait, sa candeur ne lui a pas permis d'exercer plus long-temps un art dénué de principes et qu'il reconnaissait aussi rempli d'incertitudes; sa conscience droite et véridique répugnait à faire tous les jours à des malades des prescriptions dont il ne connaissait ni les effets probables, ni les lois qui devaient le déterminer à les prescrire ; il aima mieux chercher ses moyens d'existence dans un autre travail que sa haute raison pût avouer, en cultivant la chimie, l'histoire naturelle et la littérature, plutôt que de continuer l'exercice de la médecine, quoiqu'il y eût obtenu une considération bien méritée.

S'occupant en 1790 de la traduction de la matière médicale de Cullen, il fut frappé des éloges donnés par cet auteur au quinquina dans un grand nombre de maladies si diverses et qui semblaient contradictoires, d'après les idées reçues sur la nature des maladies. Ne pouvant se rendre raison d'effets si opposés, il crut que le seul moyen d'apprendre quelle était la puissance véritable de ce médicament tant vanté, était celui de l'expérimenter sur un individu en bonne santé, afin de pouvoir en déduire son action dans les cas de maladies; à cet effet il prit lui-même le matin, à jeun, une décoction de quinquina pendant plusieurs jours de suite, et il ne tarda pas à éprouver vers le soir un mouvement fébrile analogue aux fièvres de marais, et il observa que cet accès revint plusieurs jours de suite à la même heure. Ce phénomène fut pour le génie observateur de Hahnemann un trait de lumière, il fit sur lui la même impression que la chute de la poire observée par le grand Newton sur l'esprit de ce physicien. C'est de ces accès de fièvre que date l'origine de l'homœopathie. Frappé de la ressemblance de la maladie produite par le quinquina, avec celle que ce médicament guérit spécifiquement, il pensa que la cause de ses effets curatifs consistait dans cette ressemblance d'action; pour s'en assurer il répéta ces expériences avec les différentes substances médicinales dont les vertus étaient le plus reconnues en médecine, surtout le mercure, qui produisit les mêmes affections que l'infection vénérienne, qu'il a la faculté de guérir, c'est-à-dire des ulcérations, des gonflemens inflammatoires, des écoulemens des parties génitales, le gonflement des glandes inguinales, des ulcères de la gorge, etc., etc.; le soufre, qui produit des boutons à la peau semblables à ceux de la gale. Cette analogie est tellement frappante pour le mercure, que les praticiens les plus expérimentés sont souvent embarrassés lorsqu'il s'agit de distinguer ces maladies et de savoir si elles sont le produit des traitemens mercuriels exagérés, ou du virus syphilitique encore restant dans la constitution; elle produit trop souvent des erreurs bien funestes pour les malades, que l'on gorge de mercure pour guérir des symptômes qu'on croit vénériens et qui ne sont en réalité que des effets mercuriels. Les personnes qui ont fréquenté les bains sulfureux savent qu'à une époque plus ou moins avancée de leur usage il s'établit ce qu'on appelle la pousse des eaux, c'est-à-dire une éruption pustuleuse avec prurit qui ne s'efface souvent que long-temps après que les malades ont quitté les bains.

Ces observations ayant confirmé l'opinion présumée

de Hahnemann, il chercha à la constater dans le traitement des maladies, et de ces expériences confrontées avec celles faites sur les individus bien portans, il obtint la preuve que plus les effets des médicamens produits dans cette dernière circonstance étaient semblables à la maladie qu'on se proposait de guérir, plus la guérison de celle-ci était prompte et complète.

Ce fut sur ces expériences répétées et constatées pendant vingt ans, avec persévérance et assiduité, que Hahnemann posa la base de sa nouvelle doctrine médicale à laquelle il donna le nom d'HOMOEOPATHIE, des mots grecs *homœos* semblable, et *pathos*, affection, qui en comprennent la définition : c'est-à-dire la *médecine qui guérit les maladies, par des moyens qui produisent des souffrances semblables sur l'homme sain.*

Cette manière de guérir les maladies a été employée de tous les temps dans un grand nombre de cas par les médecins et par le peuple, mais à leur insu, et par seul empirisme sans en connaître le motif : ainsi on faisait disparaître les envies de vomir en donnant l'émétique, ou l'ipécacuanha, qui font vomir l'homme bien portant. On guérissait la diarrhée en faisant prendre les sels neutres, la rhubarbe, le jalap, et le calomel, qui purgent l'homme en santé, etc. Le moissonneur, le voyageur fatigué, brûlé par l'ardeur du soleil, le forgeron échauffé par la chaleur de ses fourneaux, ne cherchent pas à se soulager par des boissons fraîches, mais par un verre de vin généreux ou une autre boisson spiritueuse. Un verre de punch léger ou de thé raffraîchira bien mieux une danseuse fatiguée, qu'une boisson glacée, et fera disparaître beaucoup mieux la transpiration. Les pommades ophtalmiques de Régent, de Granjean, de l'Hôpital de Lyon, etc., dont la base est le précipité rouge, comment agissent-elles, si ce n'est en produisant une maladie semblable à celle qu'elles sont destinées à guérir, et qu'elles guérissent quelquefois? La cuisson et la rougeur qu'elles causent à l'œil en sont une preuve sensible. N'expose-t-on pas tous les jours à une forte chaleur une partie qui vient d'être brûlée, et cette médication n'est-elle pas plus sûre que celle qui consiste à la mettre dans l'eau froide? Celle-ci soulage sans doute dans le moment, mais dès qu'on éloigne l'impression du froid la douleur n'en devient que plus vive, et insupportable si on ne la prolonge pas jusqu'à ce que la brûlure soit guérie. Tout le monde connaît l'effet des frictions avec la neige sur les membres glacés, combien de nos soldats, lors de la mémorable retraite de Moscou, lui doivent la conservation de leurs membres. On pourrait multiplier ces exemples de guérisons homœopathiques dues au hasard. Quelques médecins avaient bien déjà indiqué cette immense vérité entre autres, Hippocrate quand il dit : *Vomitus vomitum curat*, mais leurs opinions, avancées sans l'appui du raisonnement, avaient été négligées comme de simples présomptions; Hahnemann seul, par des expériences directes et suivies, en a établi les bases et la solidité d'une manière incontestable. Après avoir publié différens travaux sur cette découverte, depuis l'année 1790, il en a recueilli et disposé les lois qu'il a réduites en corps de doctrine régulière dans son traité intitulé l'*Organon ou l'art de guérir*, publié en 1810, qui peut être considéré jusqu'à ce jour comme la bible de l'homœopathie. Un an après a commencé à paraître sa matière médicale pure; cet immense recueil, dans lequel sont enregistrés les différens phénomènes, les différentes altérations, les différentes souffrances, les différentes sensations produites chez les personnes bien portantes par suite de l'action des substances médicinales prises à l'intérieur et qui constituent l'arsenal des instrumens de guérison de l'homœopathie.

Dès cet instant Hahnemann a professé publiquement la réforme médicale à Leipsich; un nombre considérable d'élèves ou de jeunes médecins, même d'anciens praticiens se réunirent autour de lui, pour l'étudier et la mettre en pratique; la plupart se soumettant sous les yeux du maître à des expériences pour étudier les effets de nouvelles substances médicinales afin d'augmenter les ressources de cette nouvelle médecine, ils l'ont successivement portée à un état de perfection suffisant pour pouvoir, dans tous les cas de maladie, faire sentir son influence d'une manière avantageuse, et avec une supériorité réelle sur l'ancienne médecine, tant par la certitude et la promptitude de la guérison, que par la manière douce, facile, et commode de ses procédés.

Si l'on considère les obstacles que le fondateur de l'homœopathie a eu à vaincre par les intérêts qu'elle compromettait, les amours-propres froissés, et surtout l'organisation despotique de la médecine en Allemagne, on ne sera pas étonné de la lenteur que cette doctrine a mise à se répandre dans son pays natal : Hahnemann, homme privé, menaçait la fortune considérable des pharmaciens du pays, et une hiérarchie médicale toute puissante, ayant une juridiction exclusive sur les médecins, cherchant par tous les moyens possibles directs ou indirects, par les défenses, les persécutions et la proscription même de l'auteur à étouffer, dès sa naissance, la vérité qu'il publiait, il a fallu toute la constance de l'homme de génie convaincu de la vérité de sa découverte pour persévérer aussi long-temps dans des travaux si pénibles et soutenir seul une lutte si disproportionnée. Cependant tant d'efforts et de courage n'ont pas été sans succès : Dieu a accordé à leur auteur un nombre d'années suffisant pour voir sa doctrine se répandre sur toute la surface de la terre ; si elle ne règne pas encore en souveraine partout, toutes les parties du monde contiennent des médecins qui en propagent les principes par les guérisons qu'ils obtiennent. Dès l'année 1822, plusieurs élèves de Hahnemann, se réunirent pour publier à Leipsick un ouvrage périodique sous le nom *d'Archives de la médecine homœopathique*, dans le but de travailler à la propagation de l'homœopathie. Depuis cette époque, ses progrès ont été très-rapides, et pour ainsi dire gigantesques; jusque-là elle n'était presque pas sortie des limites de la ville où elle était née, mais bientôt Dresde, Berlin, St-Petersbourg, Vienne, l'Italie, la Hongrie, l'Amérique, et jusqu'à l'Asie et l'Afrique eurent leurs homœopathistes. Un savant estimable autant par son caractère personnel, que par ses vastes connaissances, le docteur De Guidy, l'a mise en honneur dans la seconde ville de France par les cures heureuses qu'il y a opérées; et par son zèle à communiquer à ses confrères les connaissances qu'il possédait, il a puissanment contribué à l'extension prompte qu'elle y a obtenue dans ces dernières années. Les docteurs Péchier et Dufresne, de Genève, ont donné une grande impulsion à sa propagation par la publication de leur journal exclusivement consacré à cette doctrine. Les progrès de l'homœopathie, en France, ont été plus rapides que partout ailleurs, à cause de la manière libérale dont la médecine y est organisée; presque toutes les villes un peu considérables possèdent déjà des médecins qui la pratiquent, plusieurs sociétés s'y sont organisées pour la cultiver et la répandre; des enseignemens publics théoriques et pratiques y sont organisés, et bientôt les nombreux élèves de l'école de Paris la transporteront dans tous les coins du royaume; les ouvrages allemands originaux importans sont déjà traduits dans notre langue, tout semble annoncer le prochain accomplissement de la prophétie du vénérable réformateur : *que de la France partira l'élan général qui doit rendre populaire sa découverte dans toutes les parties de la terre.*

CHAPITRE III.

Division des maladies.

La médecine jusqu'à ce jour a divisé les maladies selon leur nature, leur siège, et leur durée : D'après leur nature elle avait des maladies sthéniques ou par excès de force, asthéniques ou par faiblesse, inflammatoires, bilieuses, muqueuses, nerveuses, etc., selon la théorie dominante sur leur cause prochaine. Hahnemann, d'après les motifs allégués dans le chapitre précédent, considère toutes ces divisions comme arbitraires et inadmissibles. Nous démontrerons lors de l'étude des causes des maladies, la justesse de ce principe de l'homœopathie.

La division des madadies en générales et locales selon qu'elles étaient censées atteindre le corps entier, ou seulement une de ses parties, adoptée par l'ancienne médecinc, n'est pas non plus admise par l'homœopathie ; la vie de l'individu est indivisible, aussi bien en santé qu'en maladie : par conséquent aucune partie du corps ne peut être malade sans que tout l'organisme ne s'en ressente; il n'existe donc aucune maladie locale proprement dite excepté les lésions mécaniques très-légères et très-récentes, car dès qu'une lésion physique grave a existé quelque temps, elle a affecté l'organisme général d'une manière quelconque, et doit être regardée comme une maladie locale. Cette opinion, déjà exprimée par Hippocrate lorsqu'il a dit *consentiunt omnia*, est facile à démontrer si l'on veut observer avec attention ce qui se passe dans le développement des maladies les plus légères comme dans les plus graves. Les maladies produites par les causes occasionelles qui agissent sur un seul organe, comme celles qui portent leur action sur tout l'organisme, toutes sont précédées d'un état d'incubation plus ou moins long, plus ou moins apparent avant leur développement soit sur une partie, soit sur tout le corps : l'érysipèle, le coryza lui-même (une des plus légères de toutes les maladies réputées locales) ne sont-ils pas toujours précédés d'un malaise général pendant plus ou moins long-temps, aussi bien que la pneumonie la plus intense, ou la petite vérole, et toute autre maladie appelée générale ? Cet état que les médecins appellent d'incubation (que le peuple désigne par l'expression *couver une maladie*), prouve la part que l'organisme prend à la production du mal qui doit surgir sur un point du corps, et combien le principe de la localisation des maladies prescrit par la doctrine physiologique régnante en France est contraire aux lois imprescriptibles de la nature; Hahnemann ayant mieux étudié ces lois et ayant considéré avec raison toutes les maladies comme générales, a rejeté leur division en locales et générales, il a en conséquence dirigé toutes ses médications sur l'organisme entier.

La médecine ordinaire a aussi établi une division des maladies d'après leur durée, elle appelle maladies aiguës celle qui terminent leur cours avant six semaines, et celles qui dépassent ce terme sont appêlées chroniques. — Il est facile de voir combien cette considération de la durée d'une maladie est peu importante, et doit avoir peu d'influence sur son traitement, car la seule longueur d'une maladie ne peut en changer la nature: un rhume de huit jours ou de six semaines ne sera jamais qu'un rhume s'il ne s'y joint pas d'autres circonstances, ce qui était phlegmasie aujourd'hui sera toujours phlegmasie si sa nature n'a pas changé. L'homœopathie admet bien aussi la division des maladies en aiguës et chroniques, mais les caractères qu'elle leur assigne ne reposent pas seulement sur leur durée, mais sur la cause même de cette durée qui en change entièrement la nature, et exige une considération particulière dans le traitement.

Hahnemann appelle maladies aiguës, quelle que soit leur durée, celles qui, livrées à elles-mêmes, peuvent être guéries par les seules forces de la nature; dans ces maladies la cause occasionnelle est toujours accidentelle et souvent susceptible d'être ainsi vaincue sans les secours de l'art. Il appelle maladies chroniques celles qui, livrées à elles-mêmes, tendent incessament à s'aggraver et finissent ordinairement par entraîner la perte de l'individu; les efforts de la nature ou une médication palliative peuvent bien les faire disparaître pendant quelque temps, mais jamais les guérir; elles ne peuvent être guéries que par les spécifiques appropriés parce qu'elles sont toujours produites par un virus interne qui tend continuellement à s'étendre, et que la nature ne peut pas détruire seule; les maladies entretenues par une cause occasionelle persistante ou sans cesse renouvelée, telle que l'excès d'alimens, de boissons, l'abus des plaisirs, des substances nuisibles, une habitation malsaine, des travaux excessifs, en un mot par une mauvaise manière de vivre, doivent être rangées dans la classe des maladies aiguës, quoique leur durée soit quelquefois très-longue, parce qu'elles se guérissent d'elles-mêmes lorsqu'on éloigne les causes occasionnelles qui les entretiennent.

Les virus qui produisent les maladies chroniques sont, d'après le fondateur de l'homœopathie, de trois espèces :

Le virus syphilitique, le virus sycotique ou des fics, et le virus psorique.

Le virus syphilitique était déjà reconnu par la médecine ordinaire, jusqu'à ce que dans la fureur des théories, une secte moderne en eût renié l'existence parce que sa guérison par le mercure ne cadrait pas avec les idées qu'elle avait adoptées sur l'action des médicamens : selon les principes de l'école physiologique, tout agent sur le corps vivant devant nécessairement stimuler, leurs préceptes ne permettaient pas de stimuler dans une maladie où il y avait souvent des gonflemens, des rougeurs et autres caractères d'inflammation; l'expérience n'a pas tardé à faire justice de cette supposition arbitraire, et actuellement les médecins physiologistes raisonnables et expérimentés ne font plus de difficulté d'admettre son existence. Ce virus, lorsqu'il n'est pas détruit par le spécifique se perpétue continuellement dans les organes, et si par des moyens répercussifs et un régime convenable on parvient à faire disparaître les symptômes locaux produits d'un coït impur, ce que font les charlatans ou des médecins trompés par une théorie fausse sur l'absorption des virus, il s'identifie avec la constitution, et tôt ou tard se manifeste par des ravages de différente nature dans tout l'organisme que l'on appelle vérole consécutive; et une maladie qui aurait pu être guérie en quelques jours par un atome du spécifique convenable, exigera des années de traitement et de soins assidus pour être détruite.

Le virus sycotique ou des fics est celui qui manifeste son existence par le développement des excroissances à la superficie du corps ou à l'intérieur des organes. — Ce virus, que les anciens médecins confondaient avec le vénérien lorsque les excroissances se développaient aux parties de la génération, ou dans les parties environnantes, au périnée et à l'anus à la suite d'un coït impur, est d'une nature tout à fait distincte. Hahnemann ayant remarqué que le mercure n'avait aucune action sur ces excroissances, a dû avec la haute raison qui le distingue leur attribuer une autre origine, puisqu'elles exigent un autre traitement et qu'elles se reproduisaient lorsqu'elles n'étaient pas combattues par le spécifique convenable : il les a attribuées à un virus particulier auquel il a donné le nom du phénomène perceptible qu'il produit le plus ordinairement. C'est à ce virus que sont dues les verrues qui viennent sur différentes parties du corps, et surtout aux doigts des mains; les polypes des différens organes, les envies de naissance, etc. Des expériences sur l'homme sain l'ont conduit à leur trouver un spécifique dans une substance végétale (*tuya occidentalis*) qui a une action sur ce virus et ses produits presqu'aussi sûre que le mercure sur le virus vénérien.

La troisième espèce de virus est appelée, par Hahnemann, virus psorique, c'est-à-dire virus de la gale; ce virus selon lui est le plus répandu actuellement dans l'espèce humaine, il exerce ses ravages depuis la conception du germe de l'individu jusqu'à la dernière vieillesse. — C'est de ce virus que dépendent les vices de conformation, les taches de naissance — les croûtes de lait — les gourmes — les croûtes — les vers — les engorgemens des glandes — les écrouelles — le rachitisme et toutes les difformités des os — les diarrhées chroniques — les catarrhes — les ophtalmies chroniques — les phthisies — les dartres — les clous — les squirres — les cancers — les hydropisies — les anévrismes — les hémorrhoïdes — la chlorose ou pâles couleurs —

les différentes névroses — les engorgemens des seins — les ulcères de l'utérus — des jambes, etc. — les varices — les flux leucorrhéens — les gonorrhées chroniques — l'hystérie — la mélancolie — la folie — la démence — les loupes — les engelures — les cors aux pieds — la carie des dents — la canitie, la calvitie précoce — les cataractes — l'amaurose — les rhumatismes — la goutte — la podagre — l'asthme, etc., etc.; en un mot toutes les infirmités de longue durée qui affligent l'espèce humaine.

Si l'on veut réfléchir avec un peu d'attention, on sera bientôt convaincu que toutes ces maladies que nous venons d'énumérer tiennent à une même cause puisqu'elles se succèdent souvent les unes aux autres sur le même individu, et qu'elles tendent toujours à s'aggraver si cette même cause n'est pas détruite par un traitement convenable. Dès qu'un individu a eu une attaque de goutte, on peut pronostiquer, sans crainte d'être démenti par le fait, que successivement ses accès se rapprocheront et deviendront plus longs; qu'il sera probablement sujet, par la suite, à la gravelle, au calcul vésical ou à des catarrhes — à la surdité, etc., ou que le virus se portera sur un autre système d'organes, le cœur, le cerveau, etc. La même remarque peut être faite dans toutes les autres affections chroniques et pourrait être multipliée à l'infini : d'année en année l'état du malade se détériore davantage, les intervalles tolérables deviennent de plus en plus courts, jusqu'à ce que le *tout miséricordieux*, comme le dit le bon Hahnemann, *ayant pitié des trop grandes souffrances du malade, le débarrasse en même temps de ses maux, des tortures imposées par les médecins, et de la vie.*

Lorsque, par le développement des forces amené par l'âge ou par quelque autre circonstance, l'énergie vitale de l'individu se trouve augmentée de manière que la nature puisse maîtriser et balancer la force expansive du virus répandu dans l'organisme; ses effets pourront se trouver contenus pendant plus ou moins long-temps, le virus demeurera alors dans le corps dans un état, pour ainsi dire, latent, ou de sommeil, sans presque donner aucun signe sensible de sa présence, et l'individu jouira en apparence d'une santé parfaite; mais si l'âge ou une cause fortuite viennent à affaiblir les forces vitales de l'individu, les effets du virus assoupi feront de nouveau éruption avec une nouvelle impétuosité, et des maladies chroniques de différente nature viendront l'assaillir : c'est ce qui s'observe lorsque le virus psorique est héréditaire. Dans l'enfance, où les forces de la nature ne sont pas développées, le virus psorique exerce ses ravages en produisant les différentes maladies prétendues propres à cet âge (et qui ne sont réellement qu'un effet du vice héréditaire) auxquelles on a donné le nom de gourmes — croûtes de lait, les affections convulsives, les vers, etc. La force de l'âge met fin ordinairement à ces souffrances, c'est généralement après la 2e dentition et chez les sujets plus faibles, à l'époque de la puberté, que cessent les maladies d'enfance, et qu'une période de bonne santé commence pour ces êtres psoriques; chez les filles l'établissement de la menstruation est considéré comme l'émonctoir naturel, mais chez les garçons cet émonctoir ne s'établit pas, et cependant le changement heureux est encore plus sensible; à quelle autre cause peut-on l'attribuer, sinon au développement de la force vitale et à son énergie devenue plus grande? Mais vers la quarantaine, ou avant, si des causes accidentelles, comme une maladie aiguë, grave, ou une violente affection morale causée par la perte d'une personne qui nous était chère, celle de la fortune, une passion malheureuse, la jalousie, ou par un genre de vie malsain, des excès sexuels, ou dans le régime, une vie trop sédentaire, des travaux de cabinets excessifs, etc., la force vitale ou le principe de la vie se trouve affaiblie, le virus psorique se ranime de nouveau : alors l'asthme, l'hypocondrie, les hémorrhoïdes, les migraines, les rhumatismes, la goutte, les catarrhes de la vessie, etc., etc., viennent assaillir les années qui suivent celles de la virilité et nous rendent la vieillesse si triste par les infirmités dont elle est si habituellement accompagnée, qu'elles semblent une suite nécessaire de l'âge, pendant qu'elles ne sont que l'effet du virus psorique si largement répandu dans notre espèce et toujours méconnu jusqu'à ce que le génie pénétrant du fondateur de l'homœopathie eût mis en évidence la cause de ces infirmités.

Le virus psorique tire son origine, selon Hahnemann, de la gale; cette peste si communicative s'est beaucoup multipliée par le moyen des armées et des guerres lointaines; il attribue une des causes de la grande extension qu'elle a prise en Europe, aux guerres saintes du 13e siècle par l'importation de la lèpre. Ce virus, n'ayant jamais été détruit par les spécifiques convenables, s'est répandu ensuite de génération en génération; quant à ceux qui auraient échappé à ce funeste héritage, ils l'auront contracté par le contact ou l'approche des galeux, car il n'est pas nécessaire que des boutons de gale se manifestent pour que l'infection ait lieu, et on ne peut pas déterminer à quelle distance un galeux peut infecter un autre individu, tant ce virus est expansif. Le virus psorique ne se montre alors que par la détérioration successive de santé de la personne, sans aucun indice de gale locale, et n'en offre pas moins tous les caractères d'une maladie psorique.

La transmission du virus psorique s'opère encore de nos jours, par une opération bien utile d'ailleurs, par la vaccination : le pus de la pustule vaccinale est très-souvent imprégné du virus psorique héréditaire de l'individu dont on prend le vaccin, et est ainsi transmis au nouveau vacciné. Malgré l'optimisme des médecins, et leur dénégation persévérante, dictée par le zèle louable avec lequel ils cherchent à généraliser ce préservatif de la variole, on ne peut se refuser à l'évidence, que pour beaucoup d'enfans, de l'époque de la vaccination date le commencement de leur affection psorique qui se manifeste alors ordinairement par les caractères de scrofules; jusque-là ces enfans avaient toujours joui de la meilleure santé, ce n'est que peu de temps après que des boutons, des glandes, des croûtes, etc., ont commencé à se manifester. Très-souvent après cette opération il se fait une éruption de boutons plus ou moins générale que les seules forces de la nature parviennent à effacer, mais qui sont une preuve de l'inoculation de la psore. Toutes ces affections ont la même source, un virus dartreux, ou psoriqueux développant différentes formes de maladies, selon la prédisposition du sujet. Combien les générations à venir ne devront-elles pas encore de bénédictions à l'homœopathie dans cette circonstance! L'allopathie, par des bains ou quelques autres moyens, se contente de faire disparaître le phénomène morbide extérieur (l'éruption cutanée) elle ne voit pas que c'est un émonctoir que la nature cherche à établir pour préserver les viscères importans, et par son imprudence elle répercute le virus sur les organes internes, et prépare ainsi des maladies plus graves. — L'homœopathie, au contraire, en faisant prendre au vacciné quelques doses du spécifique convenable à des intervalles appropriés, détruit la cause des éruptions et en prévient le développement intérieur. La vaccine cependant peut aussi bien, comme toute autre maladie, donner lieu à un développement du virus psorique latent dans l'individu, et être suivie de maladies chroniques nouvelles sans qu'il y ait eu une nouvelle infection, par l'affaiblissement qu'elle peut occasioner à l'organisme, etc.

Si on interroge avec attention les malades atteints de maladies chroniques, on verra toujours qu'ils ont eu la gale (les 9/10e au moins), ou dans leur enfance ce qu'on appelle des gourmes, ou que leurs ascendans ont eu des maladies chroniques analogues; que ces différentes affections chroniques n'étaient d'abord que des indispositions qui disparaissaient quelquefois entièrement, auxquelles le malade faisait peu d'attention, qu'ensuite elles ont augmenté successivement et que cette tendance à augmenter, à se multiplier, a toujours persisté; que si on les suspendait quelquefois par des traitemens elles se réveillaient toujours avec une nouvelle énergie, et qu'au total l'état d'un malade avait été meilleur dans les années précédentes, que ces souffrances ont toujours été en empirant malgré tous les soins que la médecine ordinaire a pu leur opposer, impuissante qu'elle est à combattre ces maladies dont elle ignore absolument la cause.

Plusieurs médecins se sont occupés de la recherche de l'origine du virus psorique qui est actuellement si répandu dans l'espèce humaine, mais ces recherches n'ont pas eu de résultats plus heureux que celles faites sur l'origine de la syphilis, de la variole, de la scarlatine, de la peste et des autres maladies reconnues contagieuses; l'acarus de la gale n'est qu'un hôte des pustules de la gale, et il ne serait pas raisonnable de nier l'existence du virus psorique par cela seul que notre intelligence n'a pas encore pu découvrir son origine.

La division des maladies en aiguës et chroniques dans le sens de l'homœopathie telle que nous venons de la rapporter, est comme on vient de le voir d'une très-grande importance pour leur traitement, parce que si on n'attaque pas celles produites par les virus internes avec des médicamens qui aient la propriété de les détruire, on ne peut pas espérer de les guérir radicalement; elles ne feront que disparaître momentanément, pour revenir bientôt à la moindre circonstance défavorable; et quelquefois les médicamens les mieux appropriés en apparence, restent sans effets salutaires sur la maladie, s'ils n'attaquent pas en même temps le vice constitutionnel qui l'entretient.

CHAPITRE IV.

Des causes des maladies.

La découverte de la loi des semblables, appliquée à la guérison des maladies, devait nécessairement influer sur la manière de voir de son auteur sur la nature et les causes des maladies, et l'éloigner des voies suivies par l'erreur ou la routine de la médecine spéculative.

On considère dans les maladies trois genres de causes : la cause prédisposante, la cause éloignée ou occasionelle, et la cause prochaine ou l'essence même de la maladie.

La cause prédisposante est l'état de l'organisme vivant par lequel l'individu est disposé à contracter une maladie par une cause donnée qui serait sans effet sur un autre sujet qui ne serait pas dans cette condition : nous avons vu plus haut que cette disposition, cette susceptibilité particulière s'éloignait déjà de l'état de santé parfaite. Par conséquent l'homœopathie regarde cette cause éloignée elle-même comme un état morbide qui réclame toute l'attention du médecin, soit pour la faire disparaître avant qu'un état plus grave de maladie se soit développé, soit, quand cette maladie existe, pour se diriger convenablement dans son traitement. Hahnemann attribue en général cette prédisposition aux maladies à un des vices internes latens dont nous avons parlé dans le chapitre précédent et qu'il conseille de combattre dès l'enfance par les moyens convenables avant qu'il ait été développé par des causes occasionelles et ait donné lieu à une maladie plus grave : au contraire la médecine ancienne n'a que peu d'égards aux causes prédisposantes parce qu'elle n'a pas d'autres moyens à lui opposer qu'un régime convenable, ressource toujours insuffisante pour les détruire entièrement.

Les causes occasionnelles sont celles dont l'action sur l'organisme vivant déterminent le développement de la maladie : elles peuvent être externes ou internes, c'est-à-dire venir du dehors, comme les impressions de l'air froid, de l'humidité, de la chaleur, de la lumière, des intempéries de l'atmosphère, les fatigues excessives, les lésions mécaniques, les abus d'alimens, de boissons, leur mauvaise qualité, les poisons, les différens venins ou virus contagieux, etc., etc.; ou venir du dedans, comme les affections morales, les embarras dans la circulation des fluides, les virus héréditaires ou acquis, etc., etc. Ces causes qui ont une si grande influence dans la production de la maladie, puisque c'est à la suite de leur action qu'elles se développent, sont aussi très-peu étudiées, ou même en général entièrement négligées par l'ancienne médecine : la maladie une fois développée, elle ne dirige son attention que sur sa nature présumée, sans s'inquiéter de la cause qui l'aurait produite; pour elle une pleurésie n'est toujours qu'une inflammation de la plèvre, qu'elle ait été produite par un refroidissement, ou par un abus des excitans, ou par toute autre cause, elle n'emploiera jamais que les mêmes antiphlogistiques pour la combattre; il en est ainsi pour toutes les autres maladies : elle ne dirige son attention que sur l'altération présumée des organes. L'homœopathie, au contraire, ne perd jamais de vue la cause occasionelle à quelque période que ce soit du traitement d'une maladie, parce que l'expérience lui a démontré qu'elle imprime souvent quelques caractères différens à sa nature intime, et exige des considérations particulières dans le choix du médicament destiné à la combattre : une diarrhée produite par un refroidissement ne sera pas traitée par le même médicament que celle produite par un accès de colère ou par l'usage de mauvais alimens ; une douleur de rhumatisme ne sera pas traitée par le même médicament si elle est produite par l'impression d'une pluie battante, ou par un coup de vent, ou par une cause héréditaire, ou par la fatigue ; la méningite, ou encéphalite (inflammation du cerveau) ne pourra pas être guérie par le même médicament, qu'elle vienne d'un érysipèle rentré, ou d'une teigne, ou d'un coup à la tête, ou d'un coup de soleil, ou bien de l'abus des spiritueux, ou d'un accès de colère, ou de longs chagrins, ou de trop longues contentions d'esprit, etc. Toujours l'homœopathiste éclairé aura égard à la cause connue déterminante de la maladie dans le choix du médicament, et à *homœopathicité* égale il préfèrera toujours celui qui répondra à cette cause occasionelle, pendant que la médecine ancienne ne verrra dans ces maladies qu'une diarrhée, une encéphalite, et ne se dirigera dans son traitement que d'après la maladie elle-même, c'est-à-dire les changemens morbides qu'elle suppose être développés dans l'organe malade, quelle qu'en ait été la cause déterminante.

La cause prochaine des maladies est le changement qui s'opère dans le corps par l'action de la cause occasionelle et constitue pour ainsi dire la maladie. D'après cette définition on voit que la cause prochaine des maladies est aussi impossible à connaître par nos sens que celle de la vie en santé elle-même : ce que la médecine ordinaire présente comme cause prochaine n'en est réellement que l'effet immédiat; l'augmentation de l'afflux du sang, la dilatation des vaisseaux, la chaleur, le gonflement, et la douleur dans les tissus enflammés ne sont que les produits de la maladie dans la phlegmasie; sa cause prochaine consiste dans l'altération de la force vitale, soit dans tout le système, soit dans l'organe plus spécialement affecté qui a donné lieu à ces désordres physiques des tissus. Cette altération de la force vitale est absolument imperceptible à nos sens, c'est un secret qu'il n'est donné à aucun être créé de pénétrer; ainsi la rougeur, l'afflux de sang, le gonflement du tissu qu'on observe dans les plèvres et dans le poumon, dans la pleurésie et la pneumonie, la rougeur des tuniques de l'estomac dans la gastrite, le gonflement du foie dans l'hépatite, la sérosité accumulée dans la cavité du péritoine ou dans le tissu cellulaire souscutané, dans l'hydropisie ascite ou l'anasarque, le sang épanché dans le crâne dans l'apoplexie, etc., ne sont que le produit matériel de la maladie; ils n'en sont nullement la cause prochaine, pas plus que les différentes altérations organiques qu'on observe à l'ouverture des cadavres : tous ces changemens de structure, de densité, ou de forme des organes, ne sont que le produit de la puissance qui préside à toutes les fonctions de la vie, soit en santé, soit dans la maladie, appelée fluide vital, vitalité, etc. Aussi l'expulsion de l'eau par quelque voie qu'elle s'obtienne, soit par une ouverture mécanique artificielle, soit par les voies naturelles des urines, ou des selles, ne guérit-elle pas l'hydropisie, si l'on ne corrige pas l'altération vitale qui a donné lieu au dérangement de l'exhalation morbide : elle se renouvellera bientôt plus abondante qu'avant son évacuation. Dans l'inflammation de poitrine, l'évacuation de quantités parfois énormes de sang n'empêche pas la maladie de parcourir ses périodes de deux à six semaines quand la force vitale est assez grande pour résiter à la cause morbide, et aux médications perturbatrices de la médecine dite rationnelle ; la vie malheureuse et traînante de tant de gens atteints de prétendues gastrites, et auxquelles les émissions sanguines du moins n'ont pas été épargnées, prouve assez que l'afflux du sang vers les membranes de l'estomac n'était pas la cause prochaine de la maladie ; le peu d'effet des saignées, et leurs mauvais résultats dans la plupart des cas d'apoplexie, prouve que les quelques gouttes de sang répandues dans la cavité du crâne ne sont pas la cause prochaine de cette affection, mais seulement l'effet d'une altération plus profonde des vaisseaux, et du tissu dans lequel elle a eu lieu : car si l'apoplexie était l'effet d'une surabondance de sang, on l'observerait dans la jeunesse, dans l'âge où ce fluide paraît surabonder, où la turgescence des vaisseaux, l'énergie de leurs battemens semblent démontrer sa redondance, et cependant l'apoplexie à cette époque de la vie n'arrive que rarement et par exception : c'est dans la vieillesse, où la nutrition moins abondante, les battemens des vaisseaux plus faibles, et ralentis, les vaisseaux mêmes moins pleins, moins tendus attestent la diminution de la masse du sang, qu'on l'observe : les études curieuses qu'un professeur célèbre de Montpellier a faites sur les altérations que le cerveau des cadavres d'individus morts de cette maladie ont offertes ne montrent donc nullement la cause de cette maladie, mais seulement les altérations auxquelles elle donne lieu. Le calcul vésical lui-même ne peut pas avec raison être regardé comme la cause prochaine de la *lithiasis*, excepté lorsqu'elle a été produite par un corps étranger tombé dans la vessie. Aussi les opérateurs se sont-ils malheureusement trop souvent convaincus que son extraction ne procure ordinairement qu'un soulagement passager aux malades, et que la pierre se reforme plus ou moins promptement, si les conditions vicieuses des forces vitales qui y ont donné lieu n'ont pas été modifiées par un traitement convenable.

Ces différentes altérations ne peuvent être considérées que comme des symptômes, ainsi que le mal de tête, et la fièvre, qui les accompagnent quelquefois, et comme des indices accessibles à nos sens destinés à nous indiquer la nature de la maladie, et à nous diriger dans le choix de la médication à lui opposer. L'homœopathie ne néglige pas plus ces indices que l'ancienne médecine; mais elle ne leur donne d'autre valeur que celle de signes, tandis que l'ancienne médecine les considère comme l'essence de la maladie elle-même; et, ne dirigeant ses médications que contre elles, elle perd entièrement de vue la cause prochaine réelle de la maladie.

Ces vérités, quoique non avouées, ont été senties par les médecins de toutes les époques; car depuis les temps fabuleux de la médecine jusqu'à nos jours tous ont cherché à deviner les dérangemens intérieurs imperceptibles qui avaient causé les désordres qu'ils avaient sous les yeux dans les maladies, auxquelles ils adressaient particulièrement leurs médications rationnelles. Les hommes les plus recommandables d'ailleurs, de l'esprit le plus droit, n'ont pas su se défendre de ce penchant à vouloir expliquer ce qui est inexplicable, et mettre le fruit de leur imagination à la place de la réalité que leur offrait la nature.

Le vénérable père de la médecine a défiguré ses belles observations modèles de précision et de clarté, et a violé les préceptes sages posés par lui-même, d'étudier toujours la nature et de suivre l'expérience; égaré qu'il était par des idées théoriques erronées qui lui faisaient trouver la cause prochaine des maladies dans le froid, le chaud, la sécheresse ou l'humidité des fibres. Ces idées, modifiées de tant de manières par les médecins qui lui ont succédé, ont revêtu toutes les différentes formes que les théories médicales ont offertes jusqu'à nos jours.

L'illustre Boheraave, qui a joui d'une si grande réputation bien méritée de savant et de praticien, a aussi subi le joug de ce penchant malheureux en imaginant pour cause prochaine des maladies des obstructions dans différens ordres de vaisseaux qu'il a aussi été obligé de supposer pour se faire une idée des altérations intimes des organes qui constituent les maladies ; il n'a pas non plus su se défendre des idées régnantes de la chimie, et des altérations chimiques du sang et des humeurs; ces théories arbitraires sur la cause prochaine des maladies ont rendu les travaux de cet auteur plutôt nuisibles qu'utiles à l'humanité malgré le mérite réel de ses observations au lit du malade.

Sydenham, surnommé avec raison l'Hippocrate anglais, a aussi déparé ses belles pages par des vues théoriques arbitraires et absurdes de son temps.

Cette fureur de vouloir connaître ces mutations internes, causes réelles prochaines des maladies, a été si forte, qu'elle a fini par absorber toute la science médicale proprement dite. Brown ne considérait absolument que cette cause prochaine qu'il faisait toujours consister dans l'excès ou dans le défaut d'excitation : toutes les autres considérations étaient superflues et mises de côté, les phénomènes extérieurs, les phénomènes concomitans, les antécédens n'étaient rien pour lui, il ne voyait que le point de l'échelle de surexcitation, ou d'abexcitation de force ou de faiblesse. Cette manière de voir s'est étendue jusqu'à nous, avec quelques modifications dans l'application, car et les Pinel, et les Rasori, et les Broussais ne se sont pas éloignés de la supposition de ces deux modes uniques de l'état morbide intérieur de l'organisme malade, je veux dire l'excès, ou le défaut de force, professés par Themison, disciple d'Asclépiade, dans le septième siècle de la fondation de Rome, sous le nom de Méthodisme. Nous ne parlerons pas de l'ingénieuse comparaison de Wan-Helmont de l'épine fixée dans le doigt, pour expliquer les maladies, ni de l'ame intelligente de Sthal, ni de la fermentation du sang imaginée par des chimistes, ni des milliers d'autres bizarreries que l'imagination des médecins a enfantées successivement pour expliquer les maladies, parce que ce serait trop nous éloigner de notre sujet.

Or, comment l'homme a-t-il pu espérer de découvrir la cause prochaine des maladies, les changemens que le corps vivant éprouve dans l'état morbide? A-t-il jamais pu parvenir à connaître la cause de la vie à l'état de santé, et ce qui constitue la vie elle-même, pour se flatter de pouvoir connaître quels sont les changemens qu'elle subit dans la maladie? A-t-il seulement pu savoir en quoi consiste la différence qui existe entre une graine morte, et une autre en état de germer; en un mot, connaît-il une seule des causes prochaines intimes d'un phénomène quelconque de l'univers créé? Lorsque le physicien attribue à la force d'attraction du centre de la terre la gravitation des corps, en sait-il davantage en quoi consiste cette force d'attraction en elle-même : ses lois formulées servent bien à expliquer le phénomène de la gravitation, mais elles n'en indiquent nullement la nature. Si nous parcourions tous les faits physiques, partout nous trouverions la même obscurité, et les médecins voudraient être plus heureux dans leurs recherches! Ils voudraient pénétrer les secrets de la nature, justement sur le sujet le plus compliqué, le plus impénétrable à notre intelligence! Oh! combien le fondateur de l'homœopathie est plus sage, plus raisonnable, lorsqu'il s'écrie : *Dieu seul s'est réservé la connaissance de la nature intime des choses!* Encore si ces erreurs n'avaient été que des erreurs spéculatives, qui n'eussent pas dépassé le secret du cabinet des savans! Mais elles ont été transportées au lit des malades! Le médecin, pénétré de ces idées et de l'importance de cette cause prochaine imaginaire, ne cherchait qu'elle dans l'examen de la maladie, et lorsqu'il croyait avoir reconnu l'existence d'un de ces délires de l'imagination, son esprit en était entièrement absorbé; il ne s'occupait plus que de trouver le moyen de détruire cet ennemi chimérique, ou de le chasser du corps : bientôt les trois règnes de la nature étaient mis à contribution pour obtenir ce résultat. Si le médecin était un alchimiste et qu'il reconnût cette cause pour un vice alcalin, acide, ou salin du sang, il croyait pouvoir faire du corps du malade une espèce d'alambic, ou un récipient chimique, et avec une chaleur excessive, soit en échauffant l'air ambiant, ou en étouffant le malade sous des couvertures, ou par des boissons chaudes incandescentes, il cherchait à exciter la sueur pour chasser le vice humoral; ou il gorgeait le malade de mélanges pharmaceutiques pour neutraliser ces sels, ces alcalis, ou ces acides qu'il avait cru reconnaître comme cause de la maladie : et pendant que le savant médecin croyait avoir atteint son but, et que par les troubles du malade, et les aggravations excessives de la fièvre, il croyait les deux ennemis en lutte entre eux, le pauvre patient rendait le dernier soupir. Un autre, ne voyant que fermentation, qu'inflammation du sang, se servait des veines du malade comme d'un robinet de dégagement, il en faisait couler le sang qu'il croyait ne pouvoir plus être contenu dans les vaisseaux, ou qu'il supposait enflammé, ou gâté par la fermentation putride, et la vie s'échappait avec les dernières gouttes de ce fluide.

N'avons-nous pas vu dans ces derniers temps de l'empire de la médecine dite physiologique, des médecins plus zélés que leur maître dans la persuasion que la cause prochaine des maladies existait dans un excès de force ou d'irritation, ne les attaquer que par des centaines de sangsues, et quelquefois ces animaux ramper sur le corps des malheureux dont ils avaient sucé la vie en épuisant les dernières gouttes de leur sang. Et que dirons-nous des médications révulsives souvent non moins barbares, les sétons de quatre à six pouces de longueur comme pour des chevaux, les moxas, le fer rouge, les sinapismes et les vésicatoires, par lesquels on multiplie si cruellement les souffrances des malades? et de cet abus excessif de l'opium, selon l'idée présumée sur la cause prochaine des maladies, pour calmer l'irritation de la partie souffrante? Ils ne voyaient pas les dommages qu'ils causaient en ruinant sans ressource l'activité d'un système d'organes indispensables pour la réaction salutaire de la nature, c'est-à-dire le cerveau et ses dépendances; avec leurs doses d'opium ils soulagent pour le moment les souffrances les plus aiguës du malade, et calment ses plaintes les plus vives, et on en est quitte ensuite pour attribuer à la malignité de la maladie, les phénomènes plus graves qui résultent de ces médications.

Toutes les altérations des liquides observées dans les maladies auxquelles on a rapporté leurs causes n'en sont réellement que l'effet. La croûte phlogistique que le médecin examine avec tant de soin dans certaines maladies pour juger de la nécessité de répéter les émissions sanguines, n'est que l'effet de l'accélération de la respiration et de l'action irrégulière de la force vitale produite par la maladie; la fluidité du sang chez les scorbutiques n'est pas plus la cause de leur maladie, que la bile répandue dans le tissu de la peau, et qui la rend jaune, n'est la cause de l'affection du foie dans la jaunisse. Heureusement que ces erreurs, ces mécomptes des théories et des opinions adoptées sur les causes prochaines ne tardent pas à être reconnues par les médecins sages dans la pratique; aussi en voit-on très-peu qui après quelques années d'exercice se laissent encore conduire par elles auprès des malades; là ils reviennent aux réalités démontrées par l'expérience et l'observation, et ayant reconnu les maux causés par les médications dictées en vue de ces causes prochaines présumées, plutôt que de s'exposer par des moyens actifs et hasardés à nuire aux efforts de la nature malade, ils se contentent d'empêcher qu'elle ne soit entièrement opprimée en éloignant tout ce qui pourrait arrêter, ou gêner ses efforts pour la guérison de la maladie; c'est-à-dire, ils mettent en pratique la médecine tant recommandée par Hippocrate, la *médecine expectante*, ou du moins ils modifient beaucoup les préceptes dictés par les théories de l'école, et ces praticiens sont ordinairement les plus heureux.

D'autres médecins, mécontens des opinions émises jusqu'à eux sur les causes prochaines des maladies, par les mauvais résultats qu'ils ont obtenus de leur application à la pratique, se jettent dans de nouvelles spéculations théoriques, espérant être plus heureux dans leurs suppositions que leurs devanciers. C'est ainsi que sont nées successivement les différentes théories médicales qui tour-à-tour ont décidé du sort de l'espèce humaine malade : sans réfléchir que, partant des mêmes principes, et raisonnant sur des lois et sur un sujet inconnu et impénétrable ils devaient nécessairement tomber dans les mêmes erreurs : aussi toute fondation d'un nouveau système de médecine consistant en deux parties bien distinctes : la réfutation des anciens systèmes, et l'établissement du nouveau, la première partie a toujours été faite avec la plus grande facilité et la plus grande lucidité, même par les auteurs les plus médiocres, parceque, n'ayant à lutter que contre des systèmes sans fondement, ils n'avaient qu'à suivre l'impulsion du simple raisonnement pour les voir disparaître ; mais lorsqu'il s'agissait de reconstruire le nouvel édifice de la théorie, les mêmes écueils qui avaient perdu leurs prédécesseurs venaient toujours les arrêter dans leur carrière, et ils laissaient la science dans la même incertitude : trois mille ans de ces tâtonnemens n'ont pas fait faire un pas réel à la médecine proprement dite, jusqu'à ce qu'un génie supérieur ayant suivi une autre route, une route tout opposée, celle de l'expérimentation directe, et de l'observation, ait établi de nouvelles bases plus solides pour l'étude des maladies. Hahnemann, ce profond philosophe, convaincu de l'impénétrabilité des secrets de la nature pour notre faible intelligence, de l'impossibilité de saisir les causes prochaines des maladies, c'est-à-dire les changemens intérieurs qui donnent lieu à la maladie, ne s'attacha, pour les apprécier, qu'aux phénomènes sensibles, perceptibles aux sens du malade ou des assistans (ce que Dieu a accordé à la faiblesse de nos sens d'appercevoir), en laissant entièrement de côté toute définition des causes que la nature a couvertes d'un voile impénétrable.

L'homœopathie, comme nous ne saurions trop le répéter, ne considère donc pas une maladie comme une surexcitation, une irritation, ou un défaut d'excitation ou d'irritation, une décomposition du sang, ou des humeurs, etc. : elle les considère comme un état anormal de la vie manifesté par des souffrances, et un dérangement dans les fonctions des organes. Le médecin homœopathiste a un bien grand avantage sur celui des anciennes écoles dans les moyens de reconnaître la nature véritable ou la cause prochaine d'une maladie : en tenant compte de tous les antécédens du malade, des causes qui ont produit la maladie, de l'état de toutes les fonctions physiques et morales de l'individu, des changemens extérieurs qui tombent sous ses sens, de la nature des souffrances et des sensations perçues par le malade, il prendra une connaissance bien plus positive, bien plus exacte du désordre intérieur qui donne lieu aux souffrances actuelles de l'individu, que son antagoniste qui se contentera de rechercher s'il y a telle ou telle cause prochaine selon les opinions théoriques qu'il aura embrassées. Car en bonne logique un effet indique toujours une cause, et lorsque cette cause nous est absolument inconnue, plus on examinera avec méthode ses effets, plus on aura de données sur elle; et si on les saisit tous exactement on aura nécessairement les meilleurs indices sur la nature de cette cause même qu'on est appelé à combattre. Ces effets qui caractérisent la maladie, on les appelle symptômes.

D'après ces raisonnemens on peut juger si ce n'est pas à tort que l'ancienne école reproche à l'homœopathie de négliger la cause prochaine des maladies, pour ne s'occuper que de leurs symptômes; l'homœopathie recherche dans la cause prochaine tout ce qu'il est possible de reconnaître avec l'imperfection de nos organes en ne négligeant aucun indice qui puisse la mettre à même d'en découvrir la nature, seulement elle s'arrête alors qu'il n'est plus permis à l'intelligence humaine d'aller au-delà, elle aime mieux avouer son ignorance que de se jeter dans l'obscurité des hypothèses, tandis que ses adversaires se contentant des suppositions, négligent les indices réels pour ne s'occuper que des rêveries de leur imagination. Un exemple fera mieux sentir en quoi diffère la manière de procéder des médecins homœopathistes et celle de leurs antagonistes dans le diagnostic, c'est-à-dire dans l'examen de la nature d'une maladie, et les avantages des premiers sur les seconds.

Un malade se plaint d'avoir de la fièvre, il est

chaud, brûlant, etc.; un médecin ordinaire s'occupe aussitôt de chercher et d'établir la cause prochaine de ses souffrances, c'est-à-dire de donner un nom à la maladie; s'il est de l'école physiologique, par exemple, il cherchera quel est l'organe le plus souffrant, et s'il est irrité, il voudra savoir à quel degré d'irritation ou d'inflammation se trouve cet organe, ou s'il est dans un état de faiblesse ou d'abirritation; si la douleur, ou la sensibilité de l'estomac, la rougeur de la langue, lui font présumer que la maladie est une inflammation de l'estomac, il aura reconnu une gastrite et il ne poussera pas plus loin ses recherches, il négligera ou fera peu d'attention aux phénomènes qui pourraient détourner son attention de la cause prochaine présumée qu'il croira avoir saisie, et dirigera son traitement contre cette identité.

Au contraire, le médecin homœopathiste, dans le même cas de maladie, ne se contentera pas d'examiner les symptômes qui indiqueraient une lésion de l'estomac, il s'informera de la cause à laquelle cette lésion doit être attribuée : si c'est l'abus des spiritueux, un excès d'alimens, un chagrin, une colère, ou quelqu'autre impression morale, un amour contrarié, la haine, la jalousie, la peur, une frayeur subite ou la suppression d'une évacuation naturelle ou habituelle, ou des évacuations trop abondantes, l'abus de quelque médicament, l'impression du froid, un changement d'atmosphère, des travaux de cabinet, l'action d'un poison. En outre, il examinera l'aspect extérieur du malade, la couleur de la peau, celle de ses yeux, l'expression du visage, l'attitude du corps, la manière de se tenir couché. Ensuite l'état de toutes les fonctions, et les sensations insolites douloureuses ou autres, que le malade éprouvera depuis la tête jusqu'aux pieds; les heures ou les époques du jour où elles apparaissent, les circonstances qui les augmentent, ou les diminuent, et il terminera son diagnostic par l'examen de l'état moral du malade, de son humeur soit avant, soit depuis sa maladie, de l'état de ses facultés intellectuelles, et des maladies précédentes.

Lorsqu'il aura bien recueilli tous ces indices, il ne se creusera pas l'imagination pour savoir quel est positivement le changement intérieur survenu dans l'état normal des forces vitales, qui aurait produit tous ces désordres, toutes ces souffrances présentes; il se dira seulement que la force vitale, ou la vie, a reçu une altération telle qu'elle a produit tous les phénomènes qu'il a sous les yeux, et, sans chercher à la définir, il s'occupera de rechercher un moyen qui puisse le ramener à son rhythme régulier : en se laissant conduire dans son traitement par tous les indices saisissables qu'il observe sur le malade, il sera bien plus sûr d'en atteindre la cause prochaine (quoiqu'il se défende de la définir) parce qu'il se sera entouré de tous les indicateurs qui pouvaient la lui faire apprécier; et sans lui avoir donné un nom, il sera bien plus près surtout de la combattre avec succès (ce qui est le vrai but du médecin) que son antagoniste, qui se sera contenté de renseignemens imparfaits pour arriver à soupçonner une cause prochaine et diriger son traitement d'après cette présomption.

En se guidant sur les symptômes des maladies, ce n'est donc pas contre ces symptômes eux-mêmes que l'homœopathie emploie ses moyens curatifs, mais bien contre la cause réelle qui les a produits, c'est-à-dire la cause prochaine de la maladie, car pour que ces phénomènes anormaux cessent, il faut nécessairement que l'altération de la force vitale qui a dû les précéder, ait préalablement été ramenée à son état régulier de santé, et la connaissance de tous ces symptômes lui fournit les meilleurs conducteurs pour arriver à la maladie avec certitude.

Qu'un gonflement luisant, avec démangeaison se présente à la face chez un malade; pour un médecin allopathe, ce ne sera qu'un érysipèle, une inflammation de la peau. Pour l'homœopathiste, le gonflement de la face, l'érysipèle ne sera qu'un des phénomènes de la maladie, il cherchera tous les autres indices qui peuvent se trouver dans toute l'étendue du corps, ses causes occasionnelles, les antécédens du malade, la nature de son humeur, et surtout les phénomènes de la tête, pour bien apprécier les changemens internes de la force vitale, dont le gonflement visible de la peau du visage est un des effets, afin de pouvoir l'attaquer avec plus de succès. Aussi le médecin ordinaire, qui s'est contenté du nom de la maladie, ne pourra pas empêcher qu'elle fasse son cours de neuf à vingt-un jours. L'homœopathiste, au contraire, la fera disparaître en un jour, ou en quelques heures, s'il a employé un médicament exactement indiqué par tous les symptômes de la maladie. Or, quel est celui des médecins qui aura le mieux atteint la véritable cause prochaine de la maladie, ou de celui qui, croyant l'avoir trouvée, lui applique une médication qui n'empêche pas la maladie de suivre son cours, ou de celui qui, en ayant la bonne foi d'avouer l'impossibilité où il est de la définir, lui oppose un médicament qui la dissipe en quelques heures?

D'après ce que nous venons de dire, il résulte que l'homœopathie diffère de la médecine ordinaire dans ses opinions sur les causes des maladies, en ce que celle-ci s'occupe peu des causes prédisposantes, et pas du tout ou très-légèrement des causes occasionnelles pour concentrer toute son attention sur la cause prochaine insaisissable; tandis que l'homœopathie fait la plus grande attention aux causes occasionnelles et prédisposantes, et, en avouant son impuissance de connaître la cause prochaine, s'entoure des meilleurs indices pour pouvoir la détruire avec succès.

CHAPITRE V.

Diagnostic des maladies.

On appelle diagnostic la partie de la médecine qui enseigne les moyens de connaître les maladies; cette partie est la plus importante dans la médecine ordinaire. Ayant divisé les entités morbides en genres et en espèces auxquelles elle applique une médication établie d'après la théorie régnante, toute la partie laissée à la sagacité du médecin au lit du malade consiste à déterminer quelle est l'espèce de maladie à laquelle il a affaire, parce qu'alors le nom de la maladie trouvé, la théorie lui indique facilement la médication.

D'après la doctrine médicale régnante en France, le médecin s'occupe spécialement à déterminer quel est l'organe souffrant; une fois cet organe déterminé, toute la difficulté est vaincue et il n'a plus ordinairement qu'à diriger les émissions sanguines et les autres moyens antiphlogistiques vers cet organe particulièrement.

Pour l'homœopathie, le diagnostic est beaucoup plus difficile, beaucoup plus minutieux. L'homœopathie admet bien les lésions spéciales des organes dans les maladies; mais, les considérant comme un des phénomènes sensibles de la déviation générale de tout le système de son état normal et régulier, ces aberrations donnent à chaque cas de maladie des caractères particuliers et en forment autant d'individualités; non seulement le médecin homœopathiste doit, par ses connaissances anatomiques et pathologiques, déterminer quel est l'organe, ou les organes les plus souffrans et quelle est la nature d'altération que la maladie leur fait subir, d'après les connaissances de l'anatomie pathologique, mais encore, comme nous venons de le dire dans le chapitre précédent, rechercher le plus exactement possible quels sont les changemens opérés dans tout l'organisme en général et dans toutes les fonctions en particulier; en outre tenir compte de la constitution et des habitudes antérieures de l'individu, de sa manière de vivre, de son âge, de son sexe, des causes éloignées de la maladie, de son type, de sa marche, ensuite des heures de la journée où elle est plus ou moins forte, des saisons de l'année, de l'état de l'athmosphère, de l'époque de la lune, en un mot de toutes les circonstances extérieures qui peuvent avoir de l'influence sur elle. Ce n'est que par toutes ces recherches faites avec la plus grande exactitude possible que le médecin pourra se faire une idée suffisante de la maladie d'après le point de vue homœopathique: c'est-à-dire bien distinguer le cas particulier qu'il a à traiter, de ceux qui ont de l'analogie avec lui, pour se mettre à même de faire le choix du médicament spécifique.

Le médecin homœopathiste qui est bien pénétré de l'esprit de sa doctrine, prend exactement note par écrit, sous la dictée du malade, de toutes ses souffrances et des circonstances qu'il allègue, et des réponses qu'il en obtient aux questions qu'il se croit obligé de lui faire pour rectifier ses expressions ou compléter les notions indispensables à un bon diagnostic. Hahnemann conseille aux malades de se méfier du médecin qui se contenterait de conserver leurs réponses dans sa tête et se fierait à sa mémoire pour retenir les détails indispensables, pour se faire une idée exacte de la maladie, excepté dans les cas légers et très-ordinaires; car ce médecin exerce l'homœopathie avec la légèreté de l'alloopathie, il généralise les maladies à sa manière, c'est-à-dire il ne verra que des gastrites, des méningites, des pneumonies, etc., et non les individualités particulières qu'elles présentent réellement.

Cette nécessité d'investigations minutieuses sur les maladies, dans la pratique de l'homœopathie, sera toujours une des causes qui tiendront éloignés de cette doctrine les médecins très-affairés, et qui pensent avant tout à leurs intérêts pécuniaires. Car il est bien plus agréable et surtout bien plus expéditif d'entrer chez un malade, de lui tâter le pouls, de regarder la langue, de palper l'épigastre, tambouriner un peu les parois de la poitrine, de faire deux ou trois questions et ensuite écrire une ordonnance : de cette manière on peut faire dix visites à l'heure, pendant qu'un homœopathiste consciencieux ne pourra pas en faire plus de ce nombre dans toute une journée, parce qu'outre le temps matériel exigé par l'examen du malade il faudra qu'il en emploie un égal pour un bon choix du médicament, comme nous le verrons plus bas. Tant que les cliens affluèront chez les premiers, ils aimeront bien mieux s'en tenir à leur routine expéditive, puisqu'elle combine les intérêts de leur bourse avec les exigences de la paresse.

CHAPITRE VI.

Du pronostic des maladies.

Le pronostic est la partie de la médecine qui enseigne à prévoir le cours et l'issue des maladies. Cette prévision s'établit par la connaissance de la maladie et des moyens que la science offre pour la combattre. Or nous avons vu dans les chapitres précédens combien l'homœopathie s'entourait de plus de soins et de recherches pour connaître toutes les circonstances et l'état réel de la maladie que la médecine ordinaire; le précepte général de considérer chaque maladie comme une individualité lui impose l'obligation d'acquérir une notion beaucoup plus exacte de la nature de l'altération que son antagoniste, qui se contente de déterminer à quelle espèce elle appartient. Nous verrons dans les chapitres suivans qu'elle est encore bien plus éclairée sur les moyens qu'elle emploie, puisqu'elle les a tous étudiés dans leurs effets sur l'individu vivant et en santé; pendant que l'alloopathie n'en a que des notions incertaines, offertes seulement par le hasard, ou l'induction, mais jamais par une étude précise. L'homœopathie a donc une supériorité immense sur la médecine ordinaire dans les sources où elle puise ses connaissances pour établir le pronostic des maladies; par conséquent la probabilité de ses prévisions est beaucoup plus grande, et il est à espérer qu'elle arrivera à une certitude mathématique lorsque par le cours des siècles elle aura pu étudier exactement tous les moyens que Dieu a mis à notre disposition pour le soulagement de nos souffrances.

Dans quelques espèces de maladies, celles produites par un virus animal toujours identique, et qui ont un cours régulier, telles que les fièvres dites éruptives, comme la rougeole, la scarlatine, la fièvre pourprée, la petite vérole, l'érysipèle, etc., la médecine ordinaire est assez exacte dans son pronostic, parce qu'elle n'a aucun moyen d'abréger leur cours habituel; mais cette certitude tourne encore à sa honte, et ne sert qu'à démontrer son impuissance : car si ces maladies étaient combattues d'après les indications homœopathiques, leur durée et leur gravité seraient beaucoup diminuées, par conséquent leur cours serait aussi modifié.

Cependant l'homœopathiste ne doit pas moins être circonspect dans l'établissement du pronostic : la machine humaine est si compliquée, il est si difficile d'être certain de connaître son état intérieur, et tant de circonstances imprévues peuvent déranger l'action d'un médicament, ou influer sur le malade, qu'il serait imprudent de fixer d'une manière trop absolue les résultats de la médication et de l'issue d'une maladie dans l'état actuel de nos connaissances.

Ces prévisions qui, pour l'homœopathie, peuvent approcher de l'exactitude dans les maladies aiguës, sont bien plus difficiles à établir dans les maladies chroniques où la guérison radicale ne peut s'obtenir que par la destruction du virus qui les entretient. Cependant l'homœopathiste ayant des moyens plus efficaces pour rétablir les déviations morbides de la nature, ses prognostics pourront toujours être plus favorables que ceux de ses antagonistes.—En général dans tous les cas où la médecine ordinaire peut quelque chose, l'homœopathie guérira toujours beaucoup plus vite, plus sûrement et plus doucement, c'est-à-dire avec moins de douleurs pour le malade ; dans la plupart des maladies aiguës elle guérit en autant d'heures ou de jours qu'il faut de jours et de semaines à l'ancienne médecine; et dans beaucoup de cas où cellelà ne peut absolument rien, l'homœopathie procure une guérison prompte, ou du moins un soulagement réel, s'ils sont au-dessus de toutes ressources ; il est impossible d'établir les limites de sa puissance, d'après nos connaissances actuelles : les cas aigus les plus graves, les plus désespérés ont été guéris en quelques heures : tels que les croups, les péritonites ou adénites puerpérales, les fièvres cérébrales, etc., et les altérations organiques les plus dangereuses ont été souvent guéries par l'action lente et profonde de ses puissances médicamenteuses, de manière que son pouvoir ne paraît s'arrêter qu'aux limites mêmes de l'existence.

La guérison des maladies par l'homœopathie exige trois conditions essentielles : 1° L'emploi d'un médicament qui réponde au cas de la maladie. 2° La réaction de la nature. 3° Que l'action du médicament ne soit pas dérangée par des causes accidentelles extérieures ou intérieures : le pronostic devra être prononcé d'après la réunion plus ou moins complète de ces trois conditions.

La variété de nos maladies est si grande qu'il peut s'en trouver dont le spécifique n'ait pas encore été découvert, et que parmi les médicamens expérimentés aucun ne réponde assez exactement aux symptômes de la maladie pour la guérir ; mais chaque jour cette cause d'insuccès doit diminuer, grâce aux nouvelles expériences que font les médecins sur de nouvelles substances.

La deuxième cause d'insuccès diminuera aussi beaucoup à mesure que l'étude de l'homœopathie se généralisera davantage, et que les malades réclameront plus tôt ses soins, avant que la vie ait été épuisée et qu'ils n'arriveront plus à elle détériorés par les évacuations sanguines, l'insuffisance de nourriture, et les doses excessives de médicamens administrés par l'ancienne médecine, qui détruisent quelquefois pour bien des années ou pour toujours l'aptitude de la nature à répondre d'une manière efficace à l'action des médicamens salutaires.

La troisième condition peut en grande partie être réglée par les prescriptions du médecin et la docilité du malade.

Un des avantages immenses de l'homœopathie est celui d'épargner aux malades la période de convalescence dans les maladies aiguës, parce que la nature n'ayant pas été épuisée par la médication, l'individu passe de suite de l'état malade à l'état de santé, à l'état régulier de ses fonctions.

Cette considération devrait bien dessiller les yeux de ces hommes respectables chargés de la gestion des biens des pauvres et de la direction des hôpitaux; ces établissemens mériteraient bien peu ce titre, si l'on voulait prendre en considération l'état des malheureux qui les habitent, la faiblesse excessive et l'épuisement dans lequel ils en sortent (et qu'on appelle convalescence), faiblesse qui les empêche long-temps de travailler pour gagner leur nécessaire; les privations et le mauvais régime qui en sont la conséquence les jettent bientôt dans un état pire que celui dans lequel ils s'étaient trouvés d'abord, et ils se voient forcés de rentrer à l'hôpital pour n'en plus sortir.

Combien ces refuges seraient plus utiles si les médecins qui y président suivaient les préceptes de l'homœopathie! économie de médicamens, économie de temps et économie de forces, ces maisons deviendraient alors de vrais asiles de consolation, et les malades en sortiraient pleins de vie et de santé; ils pourraient reprendre leurs travaux en bénissant les hommes qui leur auraient procuré de semblables secours.

CHAPITRE VII.

Du traitement des maladies.

Le traitement des maladies peut se faire de trois manières différentes par la médecine : 1° par l'action des contraires ; 2° par les moyens révulsifs ; 3° par les semblables.

Le traitement par les contraires (appelé antipathique) est celui qui attaque les maladies par des agens qui ont la faculté de produire l'état contraire à celui qui constitue la maladie, comme le froid par la chaleur, la brûlure par le froid ; l'échauffement par les rafraîchissans, la constipation par les purgatifs, la diarrhée, et les autres écoulemens morbides par les astringens, la faiblesse par les toniques, etc. Cette méthode, préférée toujours par l'ancienne médecine lorsqu'elle peut l'employer, semblerait au premier coup d'œil mériter le premier rang, puisqu'elle paraît détruire directement la maladie, mais elle ne procure en général qu'un soulagement passager parce que la nature tendant toujours à réagir sur les actions étrangères et à produire les mouvemens opposés à ceux qui lui sont imprimés, reproduit bientôt la même maladie à un degré plus fort, après que la cause en est effacée : ainsi la douleur de la brûlure qui avait été momentanément dissipée par l'immersion de la partie brûlée dans l'eau froide revient plus forte lorsqu'on l'en a retirée — la constipation est plus pertinace après les pilules purgatives — les urines sont plus difficiles lorsqu'on cesse l'usage des diurétiques, etc. La médication par les contraires n'est donc pas une médication curative véritable, mais seulement palliative, c'est-à-dire temporaire et de soulagement, excepté chez les maladies légères dans lesquelles la nature peut achever la guérison pendant la suspension des souffrances opérée par son action. Aussi l'homœopathie repousse-t-elle ses secours trompeurs, elle ne s'en sert jamais que comme un moyen provisoire dans les cas où la nature opprimée est impuissante pour réagir aux médicamens homœopathiques appropriés, comme dans une asphyxie grave, ou une syncope complète dans lesquelles il est nécessaire de réveiller la vie assoupie qui ne pourrait pas être sensible aux agens homœopathiques, dont la puissance, si elle était forte, achèverait d'en éteindre les dernières étincelles.

La méthode révulsive, que Hahnemann appelle alloopathique (du mot grec *alloios* éloigné, et *pathos* affection), est celle par laquelle on détermine une autre maladie sur une partie plus ou moins éloignée de celle que l'on se propose de guérir. Cette médication, que la nature emploie quelquefois dans certaines maladies, par les éruptions, les tumeurs, les abcès et les sécrétions qu'on appelle critiques, procure souvent un soulagement sensible dans les maladies, quelquefois même elle en opère la guérison;

mais ces avantages sont toujours difficiles à obtenir par l'art; jamais on n'y parvient sans beaucoup de souffrances, et un grand nombre de maladies soulagées par elle pendant les premiers effets des révulsifs reprennent bientôt leur intensité. A ce genre de médication appartiennent en général les purgatifs, les émétiques et tous les irritans déposés dans le canal alimentaire, les vésicatoires, les cautères, les sétons, les moxas, les sinapismes, les douches, les fumigations, les urtications, etc. Cette manière de voir dans le traitement des maladies, basée sur les lois des sympathies physiologiques, ne tient pas assez compte de l'unité vitale. Considérant la maladie comme la seule altération locale d'un organe donné, elle croit pouvoir impunément rendre malade une partie moins importante, ou dont la lésion soit moins dangereuse sans nuire à la première, et par ce moyen déplacer la maladie de son siége primitif; mais le lien vital qui unit l'être dans un seul tout ne permet pas à la volonté du médecin d'en scinder les parties au gré de son imagination; l'irritation, l'état morbide que les moyens révulsifs produisent sur un organe plus ou moins éloigné réagit bientôt sur la maladie primitive qu'il complique et l'aggrave réellement au lieu de la guérir; aussi l'homœopathie repousse-t-elle tous ces moyens comme douloureux, insuffisans et souvent nuisibles.

Cette médication formant la base des traitemens employés par tous les systèmes de médecine, Hahnemann en a tiré la dénomination d'**Alloopathie** qu'il a donnée à la médecine ordinaire.

La méthode de traitement par les semblables est celle que nous avons indiquée au commencement de cet ouvrage, dans laquelle on traite les maladies par des médicamens qui produisent sur l'homme sain des effets semblables à ceux que l'on se propose de combattre : cette médication, appelée par Hahnemann homœopathique, a donné son nom à la médecine réformée, parce qu'elle est celle dont on se sert exclusivement. La médecine ordinaire emploie quelquequefois, comme nous l'avons dit, les médications homœopathiques à son insu, lorsqu'elle donne le quinquina pour guérir la fièvre, la gangrène, la faiblesse produite par une longue suppuration, ou par des déperditions d'humeur considérables; la digitale, pour combattre les palpitations du cœur ; l'ipécacuanha, pour combattre les nausées, les maux de cœur et les vomissemens; la noix vomique pour la paralysie ; le fer pour la chlorose ; le soufre pour la gale ; le mercure pour la syphilis ; la salsepareille et l'or pour les syphilis dégénérées ; le garou, la douce-amère, la pensée sauvage et autres pour les dartres ; les vésicatoires pour l'érysipèle ; le nitre et l'émétique dans les pneumonies, la scille dans les pleurésies ; la vaccine pour préserver de la petite vérole, etc. La nature se sert aussi souvent de cette voie de guérison ; des malades se sont trouvés guéris par la petite vérole d'ophthalmies rebelles ou de convulsions qui avaient résisté à tous les traitemens, parce que le virus variolique produit quelquefois des ophthalmies et des convulsions ; des affections scrophuleuses ont été guéries par la vaccine; des dartres, des éruptions cutanées, des affections scrofuleuses se sont dissipées après la rougeole, parce que cette maladie produit des éruptions à la peau et des engorgemens de glandes semblables; combien d'obstructions de viscères abdominaux ont été guéries par quelques accès de fièvre intermittente, parce que ces fièvres sont quelquefois suivies de semblables altérations! L'engorgement laissé dans un sein par une première couche est souvent enlevé par la fluxion laiteuse de la couche suivante; une maladie produite par un chagrin profond et concentré est quelquefois guérie par un nouvel événement sinistre, qui atteindra l'individu, etc.

L'homœopathie, comme nous l'avons vu, ne se sert que de cette méthode de traitement, parce qu'elle est la seule qui produise réellement une guérison véritable; la force réactive de la nature qui rend la guérison antipathique seulement passagère, rend réelle et durable celle obtenue par l'action homœopathique des agens médicamentaux, parce qu'elle détermine le mouvement vital nécessaire pour la guérison.

Ce ne sont pas les médicamens qui guérissent les maladies, ils ne font qu'aider la nature à remplir le but de ses efforts conservateurs; le médecin qui les administre dans ce principe est seul le vrai *ministre de la nature*, et non celui qui, par des agens antipathiques ou alloopathiques, cherche à contrarier, ou à détruire ses efforts. Le médecin alloopathiste, par ses émissions sanguines, épuise les forces de la nature; il l'empêche de réagir, il entrave et fait avorter ses efforts salutaires; il mériterait plutôt le titre de son tyran que celui de son ministre; et lorsque, par des doses énormes de substances médicinales, il cherche à déterminer un état contraire à celui de la maladie, il mériterait encore bien plus le titre de son bourreau, parce que la nature, déjà prête à succomber sous l'action des causes morbides accidentelles, est écrasée par l'addition de cette nouvelle impression dans un sens contraire: les maladies que laissent après elles ces médications perturbatrices en attestent assez les graves inconvéniens. Telles sont les gastralgies et les différentes lésions organiques de l'estomac et du canal digestif, du foie, des voies urinaires, de l'utérus, du poumon, etc., qu'on attribue ordinairement aux suites d'une maladie aiguë grave, et qui ne sont le plus souvent que l'effet des médicamens à hautes doses employés pendant son traitement, ou pendant la convalescence, ou de l'épuisement produit pas les saignées et la faim prolongée.

Le besoin de rendre raison des phénomènes qui se passent sous nos yeux, et de les unir par un lien commun n'a pas permis à l'auteur de l'homœopathie de s'en tenir seulement à ce que l'expérience et l'observation lui apprenaient; lui aussi il a voulu expliquer comment les médicamens agissaient ; ce que des raisons incontestables lui ont fait déclarer impénétrable à notre intelligence lorsqu'il s'est agi de la nature des maladies, et de leurs causes prochaines; il l'a cru possible pour l'action intime des médicamens. Hahnemann suppose que deux maladies semblables ne pouvant pas exister en même temps chez le même individu, la plus forte doit faire disparaître la plus faible. Or l'action du médicament homœopathique étant toujours plus grande, parce qu'elle est l'effet d'une puissance étrangère, doit toujours produire une maladie plus forte qui se substitue à la maladie naturelle; mais l'action du médicament tendant d'elle-même à s'éteindre, cette disposition naturelle de la nouvelle maladie, et la réaction de la nature excitée par elle doivent en amener promptement la destruction.

Cette théorie, que la haute raison de l'auteur considère comme une simple supposition qu'il donne réellement pour telle, et à laquelle il ne met, dit-il, *aucune importance*, depuis le petit nombre d'années de l'existence de l'homœopathie a été déjà suivie de beaucoup d'autres, tant il est vrai qu'une fois lancé dans le champ des hypothèses, il n'y a plus que doute et hésitation!

Le savant docteur Rau a supposé l'action homœopathique des médicamens régie par les lois de la polarisation magnétique.

Le système de l'harmonie universelle a aussi été mis

à contribution et ses théories appliquées à l'action des médications homœopathiques par des esprits philosophiques de l'Allemagne; le docteur Hering et d'autres médecins homœopathistes expliquent par les lois de ce système la formation et la guérison des maladies, doctrine professée avec lucidité par notre ami le docteur Simon Léon, dans ses cours sur l'homœopathie. Nous ne pousserons pas plus loin l'examen de ces théories parce que leur énonciation serait insuffisante pour en donner une idée aux lecteurs qui ne seraient pas familiarisés avec ces doctrines philosophiques, et nous nous éloignerions trop de notre sujet si nous voulions leur donner le développement nécessaire pour les faire comprendre : il nous suffira d'avoir prouvé par là que les homœopathistes ne méritent sous aucun rapport l'accusation d'empirisme que quelques alloopathes leur ont faite ; qu'ils ont au contraire mis à contribution toutes les branches des connaissances humaines pour s'éclairer et mettre la doctrine qu'ils ont embrassée d'accord avec les lois générales de la nature dont elle n'est qu'une application. Quel que soit d'ailleurs le sort de ces théories, la base de l'homœopathie ne saurait en être ébranlée, parce que la loi des semblables est l'expression d'une réalité en dehors de toutes les manières de l'expliquer.

CHAPITRE VIII.

Des médicamens homœopathiques.

Tout agent capable de modifier l'état de la santé d'un individu bien portant est un poison, et il devient médicament s'il est employé convenablement dans une maladie. Il n'existe donc pas dans la nature de médicamens ni de poisons absolus : les poisons les plus violens, c'est-à-dire les substances qui ont l'action la plus forte et la plus malfaisante sur l'homme sain, deviennent les médicamens les plus utiles et les plus bienfaisans, si elles sont employées convenablement, et à des doses assez faibles dans les maladies ; et réciproquement les substances les plus efficaces pour le traitement des maladies sont nécessairement nuisibles à l'état de santé, c'est-à-dire deviennent des poisons. La doctrine médicale qui offrira la connaissance la plus exacte de la manière d'agir des substances sur le corps vivant, sera celle qui pourra en faire une meilleure application. Sur ce sujet l'homœopathie a encore une supériorité immense sur ses adversaires, toute celle qui existe entre l'expérience et la supposition, entre les notions puisées dans des observations directes et positives, et les connaissances procurées par le seul hasard, ou l'induction théorique.

La source la plus ordinaire d'où l'alloopathie puise

la connaissance de la vertu des moyens qu'elle emploie est celle qui est déduite *ab usu in morbis*, de leurs effets dans certaines maladies. La plus légère réflexion suffit pour se convaincre combien ces données peuvent être sujettes à l'erreur : les maladies ne sont jamais parfaitement semblables, jamais il ne se présente dans la pratique deux cas absolument identiques, par conséquent en supposant même que l'observation des cas précédens eût été exacte, ce serait un bien grand hasard que le médicament qui a réussi dans une autre maladie pût précisément convenir à celle que l'on veut soigner, quoiqu'elle fût de la même espèce. L'âge, le sexe, l'humeur, le tempérament du malade, les causes éloignées, les phénomènes concomitans, etc., etc., apportent tant de modifications à une maladie, que les changemens produits par un médicament dans cette circonstance sont absolument impossibles à bien apprécier; aussi combien l'alloopathie n'a-t-elle pas vu échouer entre ses mains de spécifiques et de médicamens contre différentes maladies. Tel médicament prôné contre la fièvre intermittente parce qu'il avait guéri quelques affections de cette sorte, a été inefficace dans d'autres, et pour cela entièrement rejeté; tel autre contre la céphalalgie, la diarrhée. Quel éloge l'ipécacuanha n'a-t-il pas obtenu et mérité, à la fin du dernier siècle, contre la dysenterie; quels bons résultats n'a-t-il pas réellement produits quelquefois? Mais comme nécessairement il a dû échouer un grand nombre de fois parce qu'il se rencontre souvent des cas qui n'y répondent pas, il a été entièrement abandonné dans ces maladies.

C'est presque toujours au hasard qu'est due la découverte des médicamens que l'alloopathie emploie (l'histoire de tous les médicamens héroïques le prouve); quelquefois elle suppose des vertus à des médicamens d'après leurs propriétés physiques ou chimiques, leur goût, leur odeur, leur aspect, ou leurs élémens, ou d'après leur famille, ou leur genre naturel.

Le hasard est un mauvais maître, il nous offre parfois des phénomènes utiles; mais si nous n'avons pas de lois pour les coordonner, il peut nous conduire à l'erreur aussi facilement qu'à la vérité. Le hasard a bien fait voir que le quinquina avait guéri des fiévreux, mais l'empirisme qui s'est emparé de cette découverte en a fait une fausse application; ne connaissant pas la loi par laquelle le quina avait guéri dans le cas donné, il a supposé qu'il guérirait tous ceux qui auraient quelque analogie avec lui, et l'a donné en abondance dans toutes les fièvres, et au lieu de guérison ce médicament a produit souvent des obstructions, des engorgemens dans les viscères, des marasmes, et d'autres maladies plus graves que celle qu'il était destiné à guérir.

L'analogie de genres et de familles des différens corps de la nature n'est pas un meilleur indicateur de leurs vertus médicinales; car telle plante de telle famille offre une excellente nourriture, et telle autre un poison des plus actifs. Ainsi la pomme de terre de nos cuisines offre un aliment très-sain, pendant que les autres espèces de cette famille (les solanées) sont des poisons très-violens.

L'analyse chimique n'est pas un moyen plus sûr de découvrir les vertus des médicamens; ses instrumens et ses procédés sont tout-à-fait inhabiles à saisir les caractères des différentes propriétés médicinales. Le célèbre Davy, auquel la chimie doit tant d'analyses délicates et savantes, n'avait pas pu trouver de différence entre le chou vert de nos cuisines, si innocent et si doux, et la ciguë vireuse, poison si actif et si violent! Nos chimistes n'en établissent aucune entre la salive et le venin contenu dans les vésicules maxillaires du serpent dont la plus petite goutte suffit pour tuer en quelques instans l'homme le plus robuste.

Les impressions exercées sur nos sens n'offrent pas non plus de données meilleures : l'odeur et le goût des substances ne décèlent aucunement leurs vertus médicinales; les substances les plus insipides sont quelquefois douées des vertus les plus puissantes, l'arsenic, si commode pour les empoisonneurs, a très-peu de goût, et n'a aucune odeur à l'état simple; et la truffe si chérie des gourmets a une odeur et un goût très-saillans. Ces conditions sont tellement communes dans la nature, que l'on pourrait presque considérer ces propriétés comme des indices négatifs :

depuis que les expériences directes sur les différentes substances ont été répétées en grand nombre, il semble constaté que plus une substance est odorante et sapide, moins elle est médicamenteuse, ou du moins son action sur la vie est moins forte, moins profonde et moins durable.

Ce n'est pas sur des données semblables que procède l'homœopathie pour découvrir les vertus des médicamens: Hahnemann a pensé que pour bien apprécier l'action véritable d'un médicament, il était nécessaire d'en faire l'essai sur l'homme sain. De cette manière il est facile, avec les précautions convenables, de constater quels sont les changemens produits par son action; par ces expériences il s'est convaincu que cette action n'était pas passagère, instantanée, ou de quelques heures seulement comme on l'avait cru jusqu'à lui, mais qu'au contraire elle se prolongeait pour de certaines substances pendant des mois entiers sans s'affaiblir alors même qu'elles sont prises aux doses les plus petites, et que lorsqu'on les employait aux doses fortes habituelles, leur action durait quelquefois des années, parfois même pendant la vie entière, comme on l'observe chez les individus qui ont fait un long abus du mercure.

Pour faire l'essai des médicamens, on fait prendre à une personne bien portante, ou mieux encore on prend soi-même une dose très-faible de la substance qu'on veut essayer, le matin à jeun, et on répète cette dose tous les jours jusqu'à ce qu'il survienne quelque sensation ou quelque phénomène inusité: on a soin de noter ces sensations à mesure qu'elles se manifestent, et de remarquer dans quel ordre et dans quelles circonstances elles se produisent; on renouvelle la dose du médicament lorsque ces effets ont entièrement cessé. Pendant l'expérience l'individu doit être soustrait à toute autre impression qui pourrait en déranger l'action, c'est-à-dire aux alimens dans lesquels il entre des épices ou des plantes médicinales, aux émotions violentes, etc., etc. Le même médicament doit être éprouvé sur des personnes d'âge, de sexe et de tempérament divers. Lorsqu'une substance a été suffisamment essayée sur une assez grande variété d'individus on coordonne les différens effets produits par son usage; et ceux qui se sont manifestés le plus constamment sont notés comme des caractères particuliers du médicament. Ce n'est qu'après toutes ces études directes faites afin de bien pouvoir en apprécier les vertus, qu'un médicament est employé par l'homœopathie sur l'individu malade, et prend place dans la matière médicale.

D'après cette manière de procéder, tout homme désintéressé et de sens droit sentira quel avantage a l'homœopathie dans cette branche si importante de ses doctrines sur la médecine ordinaire, en ne donnant rien au hasard, et procédant par des recherches directes et faites dans les conditions les plus favorables, pour obtenir des résultats certains: par ce moyen la médecine cesse, pour ainsi dire, d'être une science conjecturale, pour prendre rang parmi les sciences exactes et d'expérimentation. Ces études sur les vertus médicamenteuses, les homœopathistes les ont étendues aux différens règnes de la nature, depuis l'homme jusqu'aux minéraux, et dans l'espace de 25 à 30 ans, le petit nombre des adhérens de l'homœopathie nous ont déjà offert plus de deux cents médicamens bien connus, dont les effets répondent à un nombre presqu'infini de variétés de maladies (1), et

(1) Les médicamens qui composent actuellement la matière médicale homœopathique sont :

Absinthe.
Aconitum Napellus.
Actea spicata.
Aethusa cynapium.
Agaricus muscarius.
Alkekengi.
Aloës.
Alumine.
Ambre.
Ail.
Ammoniaque liquide.
Carbonate d'ammoniaque.
Anarcardier.
Angusture.
Antimoine.
Anis étoilé.
Argent.
Aristoloche.
Arnica.
Arsenic.
Assa fœtida.
Asarum européen.
Acétate de baryte.
Or.
Badigaga.
Carbonate de baryte.
Belladone.
Bismuth.
Borax.
Bovista (lycoperdon).
Bryone.
Cainca.
Caladium sanguineum.
Acétate de chaux.
Carbonate de chaux.
Camphre.
Chanvre.
Cantharides.
Capsium annuum.
Charbon animal.
Charbon végétal.
Castor.
Causticum.
Camomille.
Chelidoine (grande).
Chardon sauvage.

si le nombre toujours croissant des médecins qui culti-

Quinquina.
Ciguë vireuse.
Semen contra.
Cinnabre.
Chlore.
Clématite.
Cloportes.
Coque du Levant.
Coloquinte.
Grande ciguë.
Copahu.
Crapaud.
Corail.
Créosote.
Safran.
Croton (huile de).
Cuivre.
Acétate de cuivre.
Cyclamen européen.
Garoux.
Pomme épineuse.
Araignée.
Digitale.
Drosera rotundifolia.
Douce-amère.
Ecrevisse.
Epine virette.
Eugenia jambos.
Euphorbe.
Euphraise.
Fer.
Acétate de fer.
Fougère mâle.
Fraisier.
Graphite.
Gratiole.
Gayac.
Helleborus niger (ellebore).
Foie de soufre.
Jusquiame.
Hydriodate de potasse.
Fèves de St-Ignace.
Acide hydrocyanique.
Indigo.
Iode.
Ipecacuanha.
Carbonate de potasse.
Lézard.
Poison du serpent.
Laitue vireuse.
Lamium album.
Laurier-cerise.
Ledum palustre.
Locusta.
Lycopode.
Magnésie (carbonate de).
Aimant.
Manganèse.
Acétate de manganèse.
Trèfle d'eau.
Mercure.
Calomel.
Mercure soluble.
Mercure sublimé.
Précipité rouge.
Millefeuilles.
Morphine.
Musc.
Acide muriatique.
Muriate de magnésie.
Carbonate de soude.
Muriate de soude.
Sulfate de soude.
Nickel.

vent cette doctrine imite le zèle de ses premiers secta-

Nigella sativa.
Sel de nitre.
Acide nitrique.
Noix vomique.
Noyer.
Noix muscade.
Oleander (nerium).
Huile d'olives.
Oleum animale.
Orme (écorce d').
Opium.
Paris quadrifolia.
Patience.
Pervenche.
Pétrole.
Persil.
Phellandrium.
Phosphore.
Acide phosporique.
Platine.
Plomb.
Prunier sauvage.
Pulsatile.
Raisin d'ours.
Renoncules.
Rhubarbe.
Rathania.
Rhododendrum chrisartum.
Rhus toxicodendron.
— radicans.
Rhue.
Sabadille.
Sabine.
Sureau.

Salsepareille.
Seigle ergoté.
Selenium.
Senega (polygala).
Senné.
Sepia (encre de Chine).
Silice.
Symphytum officinale.
Eponge brûlée.
Spigelia anthelmintica.
Scille.
Etain.
Solanum nigrum.
— mammosum.
— vesicatorium.
Staphisaigre.
Strontiane.
Soufre.
Acide sulfurique.
Tabac.
Pissenlit.
Tartre émétique.
Térébenthine (huile de).
Fève Tongo.
Herbe aux chats.
Eau de Tœplitz.
Thuia occidental.
Valeriane.
Ellebore blanc.
Verbascum tapsum.
Violette.
Pensée sauvage.
Vitex (agnus castus).
Zinc.

Dans ces derniers temps on y a ajouté différens produits morbides ou naturels de l'homme.

teurs, nous pouvons espérer que la quantité des médicamens sera suffisante un jour pour répondre à toutes les variétés des maladies qui affligent le corps humain.

Quoique l'expérimentation des médicamens sur l'homme sain ait été recommandée par le célèbre Haller comme le seul moyen d'en connaître les vertus, elle a été entièrement négligée par la médecine; celle qui domine en France depuis 20 ans les a tous compris dans la classe des stimulans, et comme elle considère toutes ou presque toutes les maladies dynamiques comme des irritations, elle a dû les comprendre dans une réprobation générale, et ne s'occuper que des moyens débilitans ou antiphlogistiques comme les seuls utiles dans la plupart des maladies : aussi l'adoption de cette doctrine en France fut-elle le signal de l'abandon presque complet de toute prescription pharmaceutique proprement dite, et en cela elle a rendu un service immense à nos contemporains en les débarrassant de tous ces amalgames dégoûtans et absurdes dont les bocaux de nos pharmaciens étaient remplis, de tous ces électuaires, ces confections, ces opiats, ces extraits ces élixirs, ces teintures, ces vins, ces apozèmes, de ces recettes composées d'une base, d'un ou plusieurs adjuvans, d'un correctif et d'un véhicule, etc., etc. dont les médecins surchargeaient les entrailles de leurs malades; ce service est si important que si la doctrine régnante n'y avait pas substitué sa pratique excessivement débilitante, il aurait mérité des autels à son auteur, parce que du moins la nature n'aurait plus eu à lutter que contre la maladie réelle sans être contrariée par les puissances médicamenteuses avec lesquelles on opprimait les forces vitales; mais l'esprit est ainsi fait, on reconnaît un défaut et pour l'éviter on tombe dans l'excès contraire. L'auteur de la doctrine physiologique, en proclamant l'irritation ou l'inflammation comme le type général des maladies, a nécessairement mis à la tête de ses ressources les émissions sanguines.—Aussi la médication principale d'une maladie un peu grave consiste-t-elle d'après cette doctrine dans une soustraction plus ou moins abondante, plus ou moins prompte de sang, soit par les saignées, les sangsues ou les ventouses; le second moyen prescrit, c'est la faim ou la privation d'alimens; et la troisième espèce les révulsifs; on y a ajouté ensuite une quatrième classe de médicamens, les spécifiques, c'est-à-dire ceux qui guérissent des maladies spéciales sans qu'on puisse expliquer leur action par une débilitation ou une excitation, tels que le mercure, le quina, etc.

De tous ces moyens aucun n'a été étudié d'une manière méthodique, cependant le premier (la saignée) a lieu assez fréquemment sur l'homme sain par le hasard dans les blessures ou les hémorrhagies, et sur les animaux domestiques dans nos boucheries; on aurait dû apprendre que la perte du sang entraîne celle de la vie. Les médecins ont trop souvent l'occasion de voir l'effet funeste des saignées sur les personnes en santé, ou à peu-près (chez les femmes grosses qu'on fait saigner sans rémission à la moindre indisposition); ils auraient pu voir combien elles restent ordinairement faibles et parfois maladives pour toute la durée de leur grossesse et quelquefois de leurs jours, combien de fois la saignée est suivie de fausses couches (le fœtus ne trouvant plus de nourriture par le défaut de sang chez la mère). Mais tous ces faits ne servent à rien pour des yeux qui ne veulent pas voir et fascinés par des théories: dans presque toutes les fièvres le pouls est fréquent, vite, la peau est chaude, etc. Comme la saignée poussée jusqu'à la syncope est suivie de ralentissement et de cessation du pouls, de froid général et de faiblesse, on croit que d'après la loi des contraires elle est le meilleur, ou pour mieux dire le seul moyen efficace à opposer à la fièvre ou à toute augmentation de mouvement du système artériel; ils ne pensent pas que si la nature ne succombe pas à cette soustraction de forces, ses mouvemens se réveilleront bientôt plus forts pour réagir contre cette cause de destruction; parce qu'ils auront toujours la ressource de nouvelles saignées jusqu'à ce que la mort mette fin à la lutte, ou qu'une nature plus puissante amène une trève aux souffrances en remplaçant la maladie aiguë par un état chronique qui fera traîner une existence mille fois pire qu'une mort prompte. Nous sommes loin d'affirmer que les émissions sanguines et la méthode antiphlogistique ne guérissent pas quelquefois des maladies ou du moins ne contribuent pas à leur guérison: l'existence telle quelle de la génération actuelle en est une preuve; car il existe peu d'individus qui n'aient été sous son influence soit avant, soit après leur naissance; et il est incontestable que dans certaines maladies purement inflammatoires les émissions sanguines modérées soulagent et souvent guérissent le malade, mais il n'est pas moins vrai non plus que la guérison qui a lieu par ce moyen est toujours suivie d'une faiblesse remarquable, et que leur action positive sur le corps vivant, n'a jamais été étudiée avec soin.

Jamais à aucune époque de l'histoire de la médecine la thérapeutique n'a été réduite à un état d'empirisme aussi borné que sous la médecine dite physiologique : perdant entièrement de vue les forces vitales, qui président à tous les phénomènes des êtres organisés, le médecin ne s'en prend qu'au sang de tous les dommages de la machine humaine; ce liquide si précieux, que quelques philosophes ont désigné comme le siége de l'ame et ont confondu avec elle, tant son importance est grande, il le répand pour la maladie la plus légère comme pour la plus grave; une chute, une blessure, une hémorrhagie, les engelures, les hémorrhoïdes, des vertiges, les maux de tête, d'yeux, d'oreilles, de dents, d'estomac, de ventre, de gorge, et les rhumatimes, les dérangemens des règles, les palpitations, l'hydropisie, etc., etc., en un mot toutes les maladies presque exigent la saignée. Et comment s'étonner ensuite que l'espèce humaine dégénère, que la taille soit de plus en plus petite et les membres moins forts, que l'esprit, le courage, la force d'ame et toutes les grandes vertus l'aient presque abandonnée lorsqu'on voit répandre si inconsidérement le fluide qui préside à la nutrition, à la croissance et à la force. Il était temps, pour prévenir la dégradation complète de l'espèce humaine, qu'une médecine plus rationnelle pût remplacer une pratique aussi malfaisante; Dieu, dans sa toute bonté, pour prévenir notre entière destruction a fait naître le fondateur de l'homœopathie pour remédier aux maladies avec des moyens conformes aux vues de la nature, et rétablir la santé sans tarir la source de la vie.

La faim, que la médecine ordinaire conseille dans les maladies, est une souffrance que les personnes de la condition des médecins ont rarement éprouvée sur eux-mêmes, mais leur profession les met assez fréquemment en rapport avec des êtres qui en ont trop souvent ressenti les terribles effets; or n'ont-ils pas bien pu se convaincre que l'abstinence épuise les sources de la vie presqu'autant que la perte du sang, et cause une altération profonde sur les organes digestifs. Comment osent-ils espérer une réaction salutaire des efforts de la nature, s'ils épuisent toutes ses forces, s'ils l'énervent par tous les moyens qui sont en leur pouvoir? Et ils se disent *Ministres de la nature!* A voir la rage avec laquelle ils la poursuivent, ils l'épuisent et la pressurent, on pourrait avec bien plus de raison les appeler *Ministres de la mort.*

Quant aux révulsifs, c'est toujours la même ignorance de leurs effets directs sur le corps humain : on fait appliquer un vésicatoire sans nullement se douter des troubles que les cantharides peuvent occasionner dans le corps du malade, excepté ceux des voies urinaires.

L'inefficacité de ces médications systématiques et les maux qui en résultent quelquefois pour les malades a fait surgir une autre secte de médecins appelée éclectique, parce qu'elle met en pratique les différentes doctrines des auteurs qui l'ont précédée. Les médecins éclectiques, tout en conservant les émissions sanguines avec les autres moyens antiphlogistiques, et sans avoir plus de connaissances sur les vertus des moyens qu'ils emploient, tendent à remettre en vigueur les formules et les médications pharmaceutiques dont le professeur Broussais avait si heureusement délivré la médecine; on les voit quelquefois administrer des doses énormes des substances les plus énergiques, des poisons les plus violens, sans nullement s'inquiéter de ce qu'il en résultera. Un médecin éclectique ordonnera avec autant de sang-froid dix grains d'acétate de plomb par jour, deux à trois grains de noix vomique ou de belladona, vingt à trente grains de digitale ou de tartre émétique, un grain de sublimé ou un dixième de grain d'arsenic avec la même assurance, le même calme, ou plutôt la même incurie que son confrère le médecin physiologiste prescrira une tisanne de gomme sucrée! Et c'est cette secte surtout qui se récrie le plus contre les préceptes modérés, contre les doses minimes de l'homœopathie! Pauvre humanité!..

CHAPITRE IX.

Des doses des médicamens homœopathiques, et de la manière de les administrer.

Les médicamens dont l'action se porte spécialement, et par une espèce d'affinité élective, sur un organe malade, seront toujours assez forts pour impressionner des fibres déjà irritées la sensibilité morbide qui existe dans une partie malade la rend susceptible d'être affectée par l'agent le plus faible, qui aurait un rapport direct avec elle; un œil en santé pourra impunément supporter les rayons ardens du soleil de midi des régions équatoriales, tandis que celui atteint d'ophthalmie trouvera encore trop de lumière dans une chambre close le plus hermétiquement possible, et dans laquelle l'œil en santé n'apercevrait qu'une obscurité complète; l'homme atteint d'une céphalalgie ou d'un mal d'oreille violent éprouvera une sensation et des secousses très-douleureuses au bruit des pas les plus légers d'une personne qui marcherait dans sa chambre, pendant qu'une oreille en santé supportera sans douleur le bruit de la détonation de l'artillerie; une goutte du liquide le plus doux, le plus innocent produira des vomissemens et des douleurs violentes dans un estomac enflammé, pendant qu'en santé il supportera les alimens les plus indigestes, etc. En outre comme l'effet curatif de la médication par les semblables n'a lieu que par la réaction de la force vitale excitée par le médicament dans l'organisme, on doit lui donner le temps de se déployer en entier et ne pas chercher à troubler ce mouvement salutaire par de nouvelles impressions qui pourraient retarder ou empêcher la guérison; ces deux faits ont donné lieu aux deux préceptes fondamentaux de l'homœopathie dans la prescription des médicamens : les doses les plus minimes et l'intervalle nécessaire entre chacune d'elles.

La médecine ordinaire se proposant toujours dans ses prescriptions d'agir sur une partie saine pour guérir la partie malade, ou bien d'y produire un mouvement contraire, elle devait employer une action assez forte pour impressionner plus vivement la partie saine que ne l'est celle malade par la maladie elle-même, afin de rendre celle-ci moins sensible, ou bien exciter dans la partie malade un mouvement opposé à celui imprimé par la maladie : dans toutes ces circonstances il était indispensable que la dose du médicament fût forte, c'est pour cela que les médecins de l'ancienne école ne peuvent pas comprendre que l'homœopathie puisse obtenir des résultats sensibles avee ses doses si faibles : ils se qualifient bien de médecins *rationnels*, mais leur raison ne s'étend pas jusqu'à comprendre cette différence remarquable des deux manières d'employer les médicamens, des deux buts opposés que les deux doctrines se proposent; en outre les efforts contraires de la nature pour vaincre l'action des agens extérieurs rendent nécessaire leur rapprochement si l'on ne veut pas obtenir un résultat opposé à celui que l'on s'était proposé : et comme la nature vivante a la propriété de s'habituer insensiblement aux impressions extérieures, de là aussi la nécessité d'augmenter successivement les quantités de ces mêmes agens; c'est ainsi que l'alloopathie se trouve quelquefois entraînée à donner des doses si effrayantes des substances les plus énergiques, ce dont les médecins se glorifient même, sans se douter des atteintes graves et irréparables que la constitution du malade en reçoit ordinairement pour le reste de ses jours.

L'homœopathie qui n'administre jamais un médicament sans qu'elle connaisse bien, comme nous l'avons vu, ses vertus, et sa manière d'agir sur le corps humain, les emploie toujours dans leur état de pureté et sans mélanges, parce que si elle unissait deux substances médicamenteuses ensemble, elle perdrait toute sa certitude, elle ne saurait plus ce qu'elles devraient produire ainsi réunies; car deux substances parfaitement connues, d'actions diverses (aucune substance n'ayant des vertus entièrement identiques) doivent former par leur réunion un composé qui aura des propriétés toutes différentes, et comme le médecin ne doit pas prononcer en aveugle, ou par hypothèse, l'homœopathe ne se permettra pas de les administrer avant que ce composé n'ait été convenablement éprouvé sur le corps sain.

L'ancienne médecine ne prend pas tant de sollicitude; ne connaissant pas les vertus des substances simples, elle s'inquiète peu de ce qu'elles peuvent faire quand elles sont réunies : aussi elle ne se fait pas faute d'en réunir deux, trois, dix, cent ensemble, selon que l'imagination le lui suggère; elle adresse à chaqne phénomène de la maladie, ou à chaque symptôme, un médicament qu'elle croit convenable pour le combattre; elle réunit tout cela sous la forme de potion, d'électuaire, de pilules, etc., dans le corps humain où on le jette comme une bombe pour que ses éclats aillent chacun frapper la partie de la maladie contre laquelle il est dirigé et la détruire — et ils appellent cela de la médecine rationnelle! Ils ne se doutent pas que le corps est un, que la vie est une, et que tout se tient dans le corps vivant; que tous les symptômes, quelque compliqués qu'ils soient dans une maladie, forment une partie constituante de cette même maladie : qu'il est contraire aux lois de la nature de vouloir ainsi décomposer une entité dont les différentes parties lui impriment seules le caractère individuel qui lui est propre. Si la saignée énerve les forces de la nature, et lui rend plus difficiles les efforts salutaires indispensables à la guérison de la maladie, les doses énormes des médicamens et les recettes composées, outre qu'elles épuisent ces mêmes forces, compliquent encore la maladie des symptômes propres aux différentes substances dont elles sont composées, et produisent de veritables empoisonnemens.

CHAPITRE X.

De la préparation des médicamens homœopathiques.

Pour préparer les médicamens à l'usage de l'homœpathie, Hahnemann conseille, pour les substances solides et pour toutes celles qui sont insolubles dans l'alcool, d'en prendre un grain à leur état de plus grande pureté possible; on le triture dans un mortier de porcelaine non vernie avec un pilon de même nature, pendant un quart d'heure avec un tiers environ de 100 grains de sucre de lait bien pur et desséché, on ajoute ensuite à cette masse les deux autres tiers successivement et on triture chaque tiers pendant un quart d'heure : dans l'intervalle de l'opération on remue la masse avec une spatule en bois, ou en corne, et on la presse pendant 4 à 5 minutes — On prend ensuite un grain de ce mélange contenant la 100me partie d'un grain du médicament et on procède avec 99 nouveaux grains de sucre de lait de la même manière qu'avec le grain de médicament pur, chaque grain de cette seconde trituration contiendra 1|10,000 de grain de médicament : on prend encore un grain de cette préparation, et on répéte la trituration avec 99 nouveaux grains de sucre de lait, chaque grain de cette troisième préparation contiendra 1|100,000,000, de grain de médicament.

Toutes les substances dans la nature, triturées de cette manière deviennent parfaitement solubles dans l'alcool, par conséquent pour rendre les atténuations consécutives plus faciles, on remplace les 99 grains de sucre de lait par 99 goutes de liquide, (eau distillée ou alcool) dans lesquelles on met un grain de cette troisième trituration; on lui imprime deux fortes secousses; chaque goutte de ce mélange contiendra 1/10,000,000,000; on met ensuite une goutte de cette préparation dans 99 nouvelles gouttes de véhicule pur, et on lui imprime le même nombre de secousses, on répète cette opération consécutivement 27 fois en ajoutant toujours une goutte de la dernière préparation à 99 de nouveau véhicule, la trentième dilution contiendra un décilioniéme de grain du médicament. Pour les substances solubles dans l'alcool, une goutte subit trente dilutions avec ce liquide, de la manière indiquée.

Hahnemann s'est servi long-temps de doses plus fortes, c'est le besoin de perfectionner son art qui l'a porté à adopter ce mode de préparation que nous venons d'indiquer. Les résultats qu'il en a obtenus ont démontré qu'à mesure que les âtténuations consécutives s'éloignaient du point de zéro de la matière médicamenteuse brute, elles devenaient plus énergiques et affectaient plus profondément la fibre vivante.

Ce phénomène remarquable a porté les homœopathistes à donner le nom de *potentielle* (augmentation de puissance) à l'opération qui au premier coup d'œil paraissait ne constituer qu'une dilution, un affaiblissement de la force du médicament.

Les médecins accoutumés à regarder les médicamens comme n'agissant que par les propriétés inhérentes à la matière, ne peuvent pas se résoudre à reconnaître une vertu active dans des quantités aussi insaisissables de matière médicamenteuse, c'est surtout cette partie de la doctrine homœopathique (quoiqu'elle ne soit nullement son essence puisque l'expérience prouve que l'on peut guérir homœopathiquement par les doses matérielles ordinaires), qui excite le plus leur incrédulité, et cependant tous les jours ils sont témoins d'effets tout aussi grands, et même plus sensibles produits sur le corps humain par des agens non moins impondérables, non moins incommensurables. Pourraient-ils nous dire, ces détracteurs de la découverte de Hahnemann, combien d'onces, de gros, ou même de grains doit peser, ou combien de pouces carrés doit avoir une nouvelle capable de produire la mort subite de l'individu qui la reçoit, ou de rappeler à la vie un homme prêt à descendre dans la tombe; combien d'onces ou de grains pèsent les rayons de lumière partis d'un corps de crapaud qui produisent quelquefois la lypothimie sur celui dont ils frappent la rétine ; combien de grains ou d'onces pèsent les rayons lumineux partis de la bouche de la couleuvre qui forcent le rossignol à se jeter dans son gosier ; combien d'onces ou de livres pèsent les rayons lumineux partis de l'œil de l'homme supérieur qui par son regard imprime le respect, ou une exaltation allant jusqu'au délire à toute une assemblée, à toute une armée de braves. Mais pour ne citer que des exemples tirés de l'observation médicale, et dont le souvenir est encore malheureusement trop récent, pourraient-ils dire combien il faut de grains ou de livres de contagion cholérique pour communiquer cette maladie à un individu et à toute une contrée ? Combien de livres devait peser le virus à son départ de Calcutta pour avoir fait ainsi le tour des deux tiers du monde sans s'être affaibli d'un atome en traversant tous les climats, toutes les saisons, toutes les températures, tous les sols, laissant partout le même deuil et la même désolation ? Et l'atome de peste cité par Hahnemann, importé sur une côte dans un brin de laine, et qui dans quelques mois a infecté tout un continent, quelle fraction de grain devait-il peser ? La petite vérole, combien de livres de virus exige-t-elle pour infecter un village ou toute une contrée ? Combien de grains, ou quelle fraction de grain est nécessaire au virus vaccin pour exercer son infection préservatrice sur un individu ? la pointe de la lancette, mouillée dans la pustule, est essuyée par l'épiderme avant de pénétrer à la partie sensible et vasculaire de la peau, le sang qui s'écoule ordinairement de la plaie emporte encore une portion du pus, et cependant l'inoculation a lieu.

Si de ces phénomènes qui ont spécialement rapport aux causes morbides, nous passons à l'examen des phénomènes propres aux êtres organisés, et de la nature entière en général, il nous faudrait pour ainsi dire citer tous les phénomènes de force et d'action pour nommer toutes les puissances non matérielles, ou, afin de parler plus exactement, qui sont privées des propriétés d'étendue et de poids inhérentes à la matière, et nous viendrions à cette conclusion que toutes les forces réelles dans la nature sont soumises à ces conditions négatives. Quelle étendue métrique pouvons-nous reconnaître à la force végétative, à celle qui préside aux phénomènes si extraordinaires de la germination et de l'accroissement des plantes, leur floraison, la maturation des fruits etc.; la fécondation des germes, la nutrition, la croissance, etc. de tous les êtres organisés? La force qui préside à la vie, combien pèse-t-elle? Quelle est son étendue métrique? cependant on ne niera pas que ce soit là une bien grande puissance, celle qui dirige toutes nos fonctions, tout notre être. Cette énergie de l'homme, *tenax propositi vir* d'Horace, si admirable, si puissante, qui fait affronter pour l'accomplissement d'un devoir tous les dangers, qui fait préférer les horreurs de la prison, l'exil, et la mort même aux douceurs des richesses, des honneurs et du pouvoir, est-elle susceptible d'être appréciée au poids et à la mesure? combien cette puissance chez Socrate pesait-elle d'onces ou de livres de plus que chez Anitus? combien celle de Léonidas pesait-elle plus que celle de Xerxès?

La force d'affinité elle-même n'est-elle pas en raison directe de l'atténuation des molécules des corps? La force de nutrition chez les êtres organisés n'appartient-elle pas exclusivement à des atténuations moléculaires impondérables et incommensurables? Quel poids doit avoir la molécule de lumière partie d'un phare qui vient frapper un œil à cinq lieues de distance? Tous les points d'une circonférence comprise dans ce même rayon sont cependant également dans le même instant imprégnés de cette lumière. Or combien la goutte d'huile consommée pendant cet instant a-t-elle dû se diviser, se fractionner pour remplir ainsi un espace de dix lieues carrées?

Cette propriété des substances médicamenteuses appelée dynamisme par son inventeur, susceptible d'être développée par leur confrication avec des corps inertes ne manque pas d'analogue dans la nature. L'électricité n'est dégagée des corps que par leur frottement, le calorique est également développé par le frottement de deux corps solides, et l'étincelle du briquet, dont la chaleur est si forte qu'elle réduit l'acier en fusion, n'est due qu'à un simple choc de deux corps très-durs, l'acier et le silex, etc. Or pourquoi se refuser à admettre qu'une action du même genre exercée sur les corps développe aussi leur puissance médicamenteuse? Ne voyons-nous pas un morceau d'ambre, presqu'inodore à l'état naturel, remplir un appartement de son parfum si on le frotte quelques instans avec la main? L'or et l'argent en feuilles, et en général tous les métaux non oxidés étaient considérés par l'ancienne médecine comme des corps entièrement inertes, et l'expérience a démontré qu'ils devenaient excessivement médicamenteux par la préparation homœopathique; il en est de même d'un grand nombre de terres : la silice, le carbonate de chaux, des poudres végétales telles que le lycopode, etc.

Ce développement de puissance médicamenteuse a-t-il lieu par la division des particules du médicament et la finesse excessive procurée à chacun de ses atomes de manière à les rendre plus mobiles, et à les mettre plus en rapport avec les fibres qu'elles doivent impressionner; ou se fait-il par un dégagement réel d'une puissance nouvelle par la trituration, et cette puissance se transmet-elle par infection successive aux substances inertes avec lesquelles on la met en contact, de manière que les atténuations élevées ne contiennent plus d'autre partie du médicament que le dynamisme médicamenteux? L'une et l'autre opinion ont eu des partisans parmi les homœopathistes, nous ne pourrions pas les apprécier dans un ouvrage de la nature de celui-ci, destiné seulement à donner une idée concise de la doctrine homœopathique; cependant nous pencherions pour la dernière opinion, si nous considérions les rapports nécessaires entre les deux forces qui doivent s'influencer réciproquement, la force vitale et la force du médicament: sous quelque rapport qu'on examine la première, on ne pourra jamais lui reconnaître les qualités propres à la matière, gravité et étendue; or, pour que la force médicamenteuse soit en parfait rapport avec elle, il semble qu'elle devrait aussi être dépouillée de ces propriétés de la matière, et acquérir ainsi les qualités des puissances générales impondérables qui gouvernent la nature entière; ce qui nous fait encore pencher vers cette opinion, c'est que tous les agens immatériels sont ceux qui affectent le plus profondément et le plus sensiblement notre organisme. — Les effets du chagrin sont beaucoup plus graves et de plus longue durée que ceux d'une lésion amenée par une cause matérielle. — Une bonne nouvelle, l'impression d'une mélodie douce, pénétrant l'organisme, produisent des sensations bien plus agréables que toutes les impressions physiques sur les sens. — Une parole de Napoléon donnait plus de force et de courage aux soldats pour supporter les fatigues, les privations, et les dangers de la guerre, que toute l'eau-de-vie ou l'opium qu'on aurait pu leur distribuer.

Ces questions abstraites, qui ne constituent nullement l'homœopathie, comme nous l'avons dit, puisque son fondateur veut qu'on n'admette que les propositions démontrées par l'expérience, nous les avons énoncées pour prouver que les médecins qui cultivent cette doctrine sont bien loin de mériter l'épithète d'empiriques que leurs antagonistes leur ont donnée, mais qu'au contraire ayant toujours la nature en vue, ils ne marchent qu'éclairés par elle, et coordonnent tous leurs pas à ses lois imprescriptibles.

Pour fractionner encore le plus possible les médicamens, Hahnemann fait mouiller avec leur 30e dilution des grains de nompareille (faits avec du sucre et de l'amidon) de la grosseur d'une graine de pavot qu'on laisse sécher à l'air libre, et que l'on renferme ensuite dans des flacons bien bouchés et préservés de l'humidité et de la lumière ; un de ces globules suffit ordinairement pour une dose, on la fait prendre avec 2-3 grains de sucre de lait, ou dans une quantité d'eau pure. Quelquefois on se contente de faire flairer fortement par quatre ou cinq aspirations profondes et consécutives le flacon dans lequel le globule est placé. Cette manière d'administrer les remèdes est préférable chez les sujets nerveux et très-irritables, qui ont été soumis à de fortes-doses de médicamens alloopathiques.

Cette préparation des substances médicinales diffère essentiellement, comme l'on voit, de celle employée par la médecine ordinaire, l'action du feu, à laquelle celle-ci les soumet ordinairement, en altère singulièrement les propriétés, et les médicamens qui en résultent sont inefficaces ou dénaturés dans leur vertu : toutes les décoctions, tisannes, extraits, etc., sont des drogues très-infidèles qu'un médecin sage doit rejeter de sa pratique.

CHAPITRE XI.

Des précautions à prendre dans l'examen de la maladie en homœopathie, et dans le choix du médicament.

Nous avons dit qne l'homœopathie cherchait, par l'examen des signes accessibles à nos sens, à prendre une connaissance la plus exacte possible de l'individualité des souffrances actuelles afin de pouvoir lui opposer le spécifique le plus approprié : pour obtenir cette connaissance, le médecin doit écouter patiemment, sans l'interrompre, la narration faite par le malade de la nature de ses souffrances, de la manière dont elles se succèdent, etc., qu'il enregistre à mesure sur son carnet : lorsque le malade a fini cette narration, pour compléter le tableau de la maladie, il examinera successivement l'état de tous les organes en commençant depuis la tête et les cheveux jusqu'aux ongles des pieds et toutes les fonctions tant physiques que morales et intellectuelles : dans cet examen le malade devra préciser quelle est la nature de ses souffrances et de ses sensations anormales dans les différentes parties de son être; si la douleur est *compressive*, *lancinante* ou semblable à *un point*, à *des piqûres*, à un *clou enfoncé*; si ces sensations paraissent venir du *dedans au dehors*, ou du *dehors au dedans*; si elles ressemblent à une *coupure*, à un *resserrement*, comme avec un *lien*, ou avec un *étau*, à un *pincement*, à un *tiraillement continu*, ou par *secousses*, à des *battemens*, ou à des *coups*, comme avec un marteau, à des *tortillemens* dans la partie malade, à un *remuement* intérieur comme si l'on y fouillait, ou comme s'il y avait quelque chose de vivant; ou bien si ce n'est qu'un *chatouillement*, ou *grattement*, ou une *démangeaison*, ou quelques-unes de ces souffrances réunies ensemble.

Pour chaque douleur ou sensation incommode, pour chaque phénomène morbide ou insolite, le malade remarquera quelles sont les circonstances sous lesquelles il se développe ou s'aggrave, se dissipe ou diminue; si c'est par le froid ou le chaud, le mouvement ou le repos, le toucher ou la compression; quelle position du corps influe sur elles, si c'est en marchant ou en se tenant debout, assis ou couché et sur quel côté, au grand air ou dans l'appartement; après, pendant ou avant d'avoir mangé, en éternuant et en toussant, etc. A quelle époque du jour, dans quelle saison de l'année et dans quel état de l'atmosphère, si c'est dans un temps sec ou humide, froid, chaud, venteux; dans les changemens de temps ou de lune, etc.

Dans l'examen de chaque partie en particulier, outre les sensations ci-dessus indiquées, on recherchera l'état particulier de chacune d'elles. Pour la tête, le malade dira s'il a des vertiges, s'il voit les objets tourner autour de lui, s'il se sent tomber en avant, de côté ou en arrière, etc. Il exposera l'état de la mémoire et des forces intellectuelles; il désignera quelle est la région où les souffrances de la tête sont les plus vives, et s'il ne ressent pas comme un ballottement d'eau dans le crâne ou quelque chose qui tombe à chaque mouvement de la tête. — On examinera s'il y a des croûtes, des boutons, des démangeaisons ou d'autres sensations au cuir chevelu, s'il en tombe des écailles, si les cheveux tombent, s'il est chauve, si la tête a des mouvemens irréguliers.

Pour les oreilles : déterminer la nature des bruits qu'on y entend, et ce qui semble empêcher de bien entendre, si l'oreille est comme bouchée, etc.; la nature de l'écoulement s'il s'en manifeste; les éruptions et les différentes sensations.

Pour les yeux : si la vue est longue ou courte, l'état des prunelles, des paupières; — de la cornée et des autres parties de l'œil — l'expression des yeux; s'ils sont cernés, — s'il y a des altérations visuelles, — si le malade voit des mouches, des étincelles de feu, des cercles de couleur autour de la bougie, — s'il a comme un voile sur les yeux, — s'il voit mieux le jour que la nuit, — ou *vice versa*, etc.

Pour le visage : sa couleur, les différentes éruptions, les sensations et les mouvemens qu'il y éprouve, le siége de ces sensations, son expression, l'état des lèvres, du menton, et des glandes sous maxillaires.

Pour le nez : son extérieur, s'il y a des croûtes, de la démangeaison ou un écoulement de matières; s'il sent mauvais ; l'état de l'odorat, s'il est trop vif ou trop obtus, ou s'il sent une odeur *erronée*, particulière, comme de vieux fromage, de vin, etc.

Pour les dents : leur couleur, si elles sont couvertes de tartre ou cariées, si elles branlent ou tombent, d'ou partent les douleurs, et comment elles s'étendent ; l'état des gencives, si elles saignent, si elles sont rétractées des dents, rongées, boursouflées, etc.; les causes et les circonstances dans lesquelles les douleurs se réveillent, — sont plus ou moins fortes, ou se dissipent.

Pour la bouche : examiner l'état de sa surface, celui de la langue, les sensations qu'il y éprouve, la salive, l'état du gosier et des amygdales, la déglutition, etc.

Pour les organes digestifs : l'état du goût; s'il est obtus; si le malade éprouve des goûts extraordinaires comme amer, salé, aigre, terreux, etc.; si les alimens lui paraissent avoir une saveur différente de celle qui leur appartient; s'ils laissent un mauvais goût dans la bouche; l'état de l'appétit, si les alimens lui répugnent, s'il est tout de suite rassasié, quels sont les alimens et les boissons qu'il préfère ou qui lui répugnent—l'état de la soif—s'il boit beaucoup ou peu à la fois—si le malade saisit le vase avec avidité—s'il le rejette aussitôt qu'il l'a approché des lèvres.

S'il existe des renvois—s'ils ont du goût et lequel—s'il a le hoquet—si les alimens remontent dans le cou ou dans la bouche — s'il remonte des eaux et dans quelles circonstances.

S'il a des nausées—des efforts de vomissemens—des vomissemens, de quelle nature sont les matières vomies—si ce sont des alimens, des boissons, de la bile verte ou jaune, des glaires etc. et dans quelles circonstances.

Les souffrances causées par les alimens à l'estomac ou dans d'autres parties —les différentes sensations de l'estomac, et du ventre—préciser quel est le point particulier de ces régions qui en est le siége — si le ventre est dur, enflé—s'il y a des tumeurs, de l'eau épanchée, des borborygmes—si l'on rend des vents, et comment; s'il y a des hernies, des maux de reins; et l'état des aines.

La nature et la fréquence des selles—leur couleur, leur consistance; si elles contiennent des vers ou du sang, etc.; si elles sont accompagnées ou suivies de sensations douloureuses, ou non; et dans quelques parties du corps.

A l'anus on remarquera s'il y a des hémorrhoïdes, leur état; s'il y a des éruptions, de l'écoulement, du prurit, des sensations douloureuses ou resserrement: la chute du rectum, etc.

Aux organes urinaires, on fixera l'attention sur la nature de l'urine, sur sa qualité, sur le dépôt qu'elle laisse, sur le mode dont elle est rendue et sur les sensations dont son émission est précédée, accompagnée ou suivie — soit à l'urêtre soit dans les parties éloignées.

Pour les fonctions sexuelles chez l'homme, outre l'examen des différens organes qui y concourent, et les sensations différentes que le malade y éprouve, on s'informera de l'état des désirs vénériens; de la manière dont cette fonction s'exécute, et des sensations anormales dont elle pourrait être suivie. Chez la femme l'examen de ces organes est d'une très haute importance: on s'enquiert de l'état de la menstruation, de la durée de la période, de la quantité, de la qualité du sang; si elle avance ou retarde; des sensations dont elle est précédée, accompagnée ou suivie — si la malade à des fleurs blanches, quelle est leur nature, et de quelles sensations elles sont accompagnées. — L'état de grossesse ou de couche mérite encore un examen particulier soit pour les souffrances dont il peut être accompagné soit pour les phénomènes morbides dont il peut être suivi, tels que les hémorrhoïdes, les fausses couches, les fausses douleurs d'enfantement et en général toutes les souffrances des femmes grosses qui ne trouvent aucun secours dans la médecine ordinaire et pour lesquelles l'homœopathie en fournit de si précieux; les irrégularités, et les maladies qui peuvent se rencontrer dans l'accouchement et pendant la durée des couches, et l'allaitement.

Les voies respiratoires : s'il y a des éternuemens,

des coryzas secs ou humides; si le nez est bouché; la nature du mucus nasal; s'il y a enrouement, extinction de voix; chatouillement, douleur à la trachée, aux bronches ou au larynx; serrement, étranglement; suffocation. Les différens bruits respiratoires : râlement, sifflement, l'état de la respiration, si elle est gênée, quelle est la sensation ou la cause qui semble mettre obstacle à son libre exercice; quelle est la position du malade, l'heure du jour, ou la circonstance dans laquelle la gêne se manifeste le plus, etc. L'état de la toux : si elle est sèche ou avec crachats; sa force, si elle est par quintes ou non; quelle sensation particulière détermine la toux, les époques de la journée et les circonstances dans lesquelles elle est plus forte; les souffrances dont elle est accompagnée ou suivie; la nature des crachats, leur goût, leur proportion, etc.; et quel rapport ont avec la respiration ou la toux les douleurs de poitrine.

Les différens phénomènes offerts par les seins surtout chez les femmes : s'ils offrent des duretés, des glandes; s'ils sont le siége de douleurs ou d'autres phénomènes particuliers : si la papille ou l'aréole est rouge, excoriée, ou si elle démange, etc. Chez les nourrices et les accouchées on s'enquerra de l'état de la sécrétion laiteuse et de la nature du lait.

On notera à l'extérieur du cou : s'il y a des glandes engorgées, du gonflement; si les veines sont gonflées; si les carotides battent fort; s'il y a goître; si les mouvemens sont gênés.

Pour les souffrances du dos et des membres : outre les différentes espèces de douleurs, on relatera les crampes, les convulsions, la sécheresse, ou la sueur de ces parties, et les éruptions, le gonflement, etc.; les engelures et les cors seront aussi notés.

On passera ensuite aux souffrances générales, c'est-à-dire qui embrassent tout le corps du sujet ou sa majeure partie.

S'il y a des spasmes, des convulsions : quels sont les mouvemens, les sensations, ou autres phénomènes qui les précèdent, les accompagnent ou les suivent; si elles sont continues ou intermittentes, etc.

Si le malade éprouve des lassitudes, une courbature générale ; s'il a froid, ou s'il est très-sensible au froid, et s'il en est facilement affecté ; si la peau est sèche ou si elle sue avec facilité ; s'il y a des éruptions; quel est leur siége et leur nature, s'il y a ou non démangeaison, quels sont les effets produits par le grattement.

S'il y a des ulcères on examinera la nature des sensations éprouvées dans l'ulcère même, ainsi que dans les environs, leur aspect, et la nature de la suppuration.

L'état de la circulation : les senstaions éprouvées à la région du cœur; l'état de ses battemens, et celui du pouls, s'il est dur, mou, fréquent, accéléré, petit, intermittent, faible, fort, plein. S'il y a de la fièvre; on examinera la nature des frissons, de la chaleur, et de la sueur; si ces phénomènes se passent sur une partie du corps ou sur tout le corps; leur durée et leur succession réciproque; si ces périodes sont ou non accompagnées de soif, ou d'autres souffrances générales ou locales.

L'état du sommeil des malades ne sera jamais oublié. On notera s'il y a insomnie; quelle est la cause ou la sensation qui empêche de dormir; si le sommeil a lieu le soir, avant ou après minuit, ou le matin; s'il y a somnolence dans le jour; si le sommeil est lourd ou léger; si on a de la peine à se rendormir; si le matin en s'éveillant on est fatigué et moins rafraîchi que le soir en se couchant; quelle est la position du corps pendant le sommeil; si on tient les bras sous la tête, les jambes déjetées ou écartées, etc.; s'il y a des rêves: quelle est leur nature; si on se les rappelle facilement; s'il y a des sursauts en dormant ou des réveils effrayés; s'il y a somnambulisme; si le malade parle ou crie dans le sommeil; s'il pisse au lit ou lâche ses excrémens pendant le sommeil?

On rappellera ensuite les maladies antérieures. Si les parens ont été atteints de maladies héréditaires; les affections essuyées dans l'enfance, croûtes de lait; gourmes, engorgement de glandes, furoncles, vers; si on a eu la gale; l'époque de la puberté chez les femmes, comment les règles se sont établies; si elles ont eu des enfans, de quelle santé ils jouissent; si elles ont eu des fausses couches; quelles sont les médications auxquelles le malade a été soumis; et quel est le genre de vie habituel; quelle est la cause occasionelle; présumée de la maladie actuelle; le tempérament du malade, son teint, la couleur de ses cheveux; et quelle est son humeur avant et depuis la maladie; s'il est gai ou triste, colère, vif, emporté, rancuneux, doux, patient, flegmatique, chagrin, irritable, grognon, grondeur, mélancolique, disposé au suicide, s'il a peur de la mort, et s'il déraisonne, s'il est soucieux, etc.

Lorsque le médecin a pris connaissance de toutes ces circonstances de la maladie (que nous avons données en détail afin d'apprendre aux malades à bien exprimer leurs souffrances, surtout pour ceux qui sont éloignés de leur médecin, et qui veulent consulter avec fruit), il examine quels sont les symptômes principaux qui peuvent caractériser la maladie, et d'après ces données, il recherche les médicamens dont les effets produits sur l'homme sain, enregistrés dans la matière médicale pure, offrent des souffrances caractéristiques analogues; ensuite il choisit parmi ceux-ci, celui dont les effets s'adaptent à un plus grand nombre de phénomènes morbides de la maladie à traiter, c'est-à-dire présente un ensemble de souffrances qui soit dans la plus grande analogie possible avec la maladie, et il l'administre à la manière indiquée.

Dans les maladies aiguës on prend le médicament à toute heure de la journée selon l'urgence; dans les maladies chroniques, Hahnemann conseillait (excepté pour la noix vomique) de le prendre le matin de bonne heure, de se tenir tranquille pendant deux heures, de prendre une tasse de bouillon, ou de lait et de déjeûner deux heures plus tard; d'autres homœopathistes aiment mieux le faire prendre le soir en se couchant, ils trouvent que les dix à douze heures passées dans le sommeil et le repos, exempt de toute impression étrangère, physique ou morale, sont très-favorables à la pénétration, et au développement de l'action du médicament sur l'organisme, pendant que chez des personnes (surtout celles occupées d'affaires), les impressions morales plus ou moins vives qu'elles sont susceptibles de recevoir dans le jour, pourraient déranger l'action d'un médicament qui aurait été pris quelques instans auparavant. Depuis quelque temps nous avons adopté en général cette pratique et nous nous sommes convaincus de son utilité par l'expérience.

CHAPITRE XII.

Du régime homœopathique.

Les adversaires de l'homœopathie prétendent que celle-ci doit le plus grand nombre de ses guérisons à la sévérité du régime imposé à ses malades: nous pourrions déjà leur répondre, pourquoi ne prescrivez-vous pas vous-mêmes ce régime, plutôt que de torturer et exténuer vos malades par la faim, ou par des choix d'alimens impropres à la nutrition? Les préceptes diététiques de l'homœopathie ne sont nullement sévères ; ils laissent une très-grande latitude pour satisfaire tous les besoins et même tous les désirs et les goûts raisonnables. En ne perdant pas de vue que la guérison des maladies s'opère par les forces de la nature ; qu'il faut, par conséquent, que la nourriture du malade soit suffisante pour le soutenir; et que les doses convenables des médicamens devant être très-faibles, les substances médicinales agissant en sens divers, ou des impressions vives exercées sur l'économie pourraient déranger ou contrarier leur action et les rendre inutiles, on se formera facilement une idée des préceptes qui ont dirigé l'homœopathie dans la prescription de son régime qui se résument en ce peu de mots :

Prendre des alimens purement nutritifs et de facile digestion, et de la boisson la plus naturelle la quantité nécessaire pour satisfaire son appétit et étancher la soif; exercer toutes les autres fonctions de la vie de la manière la plus simple et la plus conforme aux lois de la nature.

Pour faciliter aux malades l'application de cette règle générale si simple, et prévenir les doutes qu'ils pourraient avoir, nous allons passer en revue les différentes fonctions et les différens besoins de l'homme malade, pour indiquer quels sont les soins particuliers qu'exigent leur accomplissement et leur satisfaction, afin de se maintenir dans les limites de la modération prescrite par l'homœopathie, d'accord en cela comme dans tous ses autres préceptes, avec la philosophie et la morale.

Alimens et Boissons. La nature indique à l'homme le besoin d'alimentation par la sensation intérieure de l'appétit et de la soif; toutes les fois que cette sensation se manifeste dans des conditions normales, on ne doit jamais se refuser à la satisfaire dans les limites raisonnables, en évitant, toutefois, les substances qui contiennent des propriétés médicinales marquées. Dans les maladies aiguës, fébriles, en général, l'appétit manque, par conséquent on ne donnera des alimens que lorsque cette sensation se réveillera; et dans ce cas, comme une petite quantité est suffisante, on ne donnera que de légers potages au lait, ou au beurre au pain, ou aux fécules, du bouillon de viande, des fruits de la saison bien mûrs, cuits ou crus, ou quelques légumes potagers. Dans les maladies fébriles de longue durée, on ajoutera à ces alimens les viandes blanches, si l'estomac peut les supporter; l'homœopathie suit, dans ces cas de maladies, les préceptes dictés par l'expérience à Hippocrate, et que la médecine avait entièrement négligés.

La soif doit être aussi le régulateur de la boisson dans les maladies aiguës, fébriles; lorsqu'elle n'existe pas, on ne doit pas forcer le malade à boire, sous le prétexte de le rafraîchir et de calmer l'ardeur intérieure : comme tout corps porté sur nos organes produit toujours une impression quelconque, la présence dans l'estomac d'une boisson lorsqu'elle n'y est pas appelée par la soif, y cause de l'irritation, dérange ses fonctions, et augmente plutôt la chaleur fébrile que de la diminuer (excepté lorsque le malade est sans connaissance.) La boisson la plus convenable est l'eau pure; on pourra l'édulcorer selon le goût du malade, avec du sucre, du sirop de framboise, de gomme, d'oranges, la racine de réglisse, le suc des fruits peu acides ou leur décoction, comme celle de gruau, de riz, de pain, de guimauve ou de toute autre substance semblable non médicamenteuse; le lait pur bouilli est aussi une boisson très-convenable dans les maladies aigues. Il faut éviter la température trop chaude des boissons; en général, celle de l'appartement est la plus convenable; quelquefois, il est utile de rafraîchir la boisson par la glace, ou de la donner tiède, on suivra en cela l'instinct du malade.

Dans les maladies aigues non fébriles, ou les maladies chroniques, l'appétit et la soif doivent aussi être la mesure de l'alimentation en général; mais les alimens doivent être d'une qualité plus substantielle; ils consisteront en viandes et légumes dans une proportion convenable; il est nécessaire que tous les jours, au moins à un repas, le malade mange de la viande (autant que ses facultés peuvent le lui permettre), ou que l'estomac peut la supporter (en général, dans les maladies chroniques, les malades supportent mieux la viande que les légumes.) Dans le choix des alimens, on aura égard aux habitudes et au goût du malade; on choisira les substances qu'il digère le plus facilement.

Toutes les viandes sont bonnes, excepté celles de porc, de canard et d'oies trop grasses (surtout dans les maladies de peau), tous les poissons frais, excepté le saumon et l'anguille; les écrevisses et les coquillages; toutes les viandes ainsi que les poissons fumés ou salés doivent être bien dessalés avant d'être mangés. Tous les légumes farineux, et potagers cuits, excepté ceux qui sont acides ou qui possèdent des vertus médicinales comme l'ail, l'ognon, le céleri, les asperges et les différentes plantes aromatiques qu'on emploie pour assaisonnemens.

Le pain bien cuit et rassi, toutes les farines et les pâtes, tous les fruits bien mûrs non acides ni acerbes ou aromatiques, le laitage de toute espèce (excepté le fromage vieux) et les œufs frais, sont très-convenables. Les maladies de l'estomac et des voies digestives exigent des précautions plus sévères dans le choix des alimens; outre ceux défendus, en général, ces malades devront s'abstenir de légumes secs à cosse, (Mme** ; bien portante d'ailleurs, est prise d'accidens cholériques très-graves aussitôt qu'elle prend la plus minime quantité de ces légumes ou même de leur décoction), des viandes de trop jeunes animaux et des œufs (surtout s'ils ont la diarrhée.) Dans cette dernière circonstance, le laitage et les fruits ne doivent aussi être accordés qu'avec une grande réserve.

Les boissons les plus convenables dans les maladies chroniques, sont aussi celles que nous avons indiquées pour les maladies aiguës fébriles; cependant les malades qui ont une longue habitude du vin pourront, à leur repas seulement, en faire usage en le délayant avec dix parties d'eau; en général, les enfans, les femmes et les malades atteints de maladies des voies digestives devront s'en abstenir. Il existe un préjugé généralement répandu que le vin aide à la digestion, qu'il fortifie l'estomac, et par conséquent qu'il est surtout nécessaire aux personnes dont la digestion est difficile ou douloureuse : une expérience de vingt années, due à l'influence de la médecine physiologique, prouve que les personnes qui se trouvent dans cette condition digèrent beaucoup mieux en buvant de l'eau pure; et ce n'est pas un des moindres services dus au professeur Broussais d'avoir délivré ces malades de l'usage des vins généreux que la médecine avait l'habitude de leur conseiller. Dans un traité d'hygiène d'après la doctrine homœopathique, que nous publierons incessamment, nous donnerons l'étendue convenable à l'examen des effets produits par le vin, et des conditions dans lesquelles son usage est utile; qu'il nous suffise de remarquer que les cas où le vin est nécessaire aux malades sont très-rares, et qu'ils doivent être déterminés par le médecin. La bière légère, non frelatée et le cidre sont aussi des boissons convenables.

Le café est une substance médicinale très-active

dont les effets se font surtout sentir sur le système nerveux, et sur les organes gastriques, urinaires et sexuels. Hahnemann a décrit dans un ouvrage plein de verve, les ravages que produit son usage habituel. Ces maux sont: des migraines, maux de dents, constipations opiniâtres, douleurs d'estomac, insomnies, tremblemens, spasmes, dérangemens, suppressions des règles, fleurs blanches, avortemens, stérilités, l'hypocondrie, etc. Le café est en outre reconnu pour être l'antidote de plusieurs médicamens homœopathiques, par conséquent les malades qui sont en traitement doivent se le défendre; seulement, les personnes d'un âge avancé, et qui y seraient accoutumées depuis long-temps, pourront le continuer en en diminuant la quantité.

Le thé de Chine est moins actif que le café, par conséquent, les personnes qui en ont l'habitude pourront le continuer en le prenant plus faible ou coupé avec du lait.

L'eau-de-vie et toute espèce de liqueurs, les épices et les aromates, les huiles et acides, etc., sont proscrites.

L'usage de toute substance médicamenteuse, soit en boisson, soit en lotion ou en odeur, peut contrarier l'action des médicamens; ce précepte s'applique à l'habitude des lavemens (excepté lorsque les selles sont rares et difficiles, alors un lavement à l'eau ou au lait peut-être utile), aux eaux de senteur, aux sachets, aux parfums de toute espèce, surtout au musc, à l'ambre et au camphre, aux poudres, et aux élixirs médicamenteux dentifrices, aux savons et pâtes aromatiques, etc...

Le tabac est un des végétaux les plus médicamenteux, son action chez les personnes qui en usent se manifeste d'une manière trop sensible pour qu'on ne doive pas le considérer comme nuisible à l'action des médicamens; mais les effets d'une ancienne habitude modifient cet arrêt : dans ce cas on doit en diminuer seulement la quantité, et s'en priver pendant quelques heures après avoir pris le médicament.

Air, lumière et chaleur. Il est bien évident qu'il est difficile d'obtenir un résultat favorable d'un traitement si l'air n'est pas maintenu pur autour du malade; les fumigations de chlore, ou autres qu'on pratique dans l'appartement, peuvent contrarier l'action des médicamens. Les meilleurs moyens de purifier l'air sont d'ouvrir les croisées et d'établir des courans d'air aux heures où l'atmosphère est plus sèche, entretenir une grande propreté, etc. Lorsque le malade peut sortir, s'exposer le plus possible à l'air libre, l'air de la campagne et des endroits élevés et secs, à l'abri des vents du nord, est préférable.

La lumière du soleil, qui anime toute la nature, est nécessairement aussi d'une grande utilité pour les malades, et dans tous les cas de maladie (excepté ceux d'inflammation des yeux ou de surexcitation du cerveau). On doit tâcher de procurer son influence aux malades, en choisissant leurs demeures exposées au midi, et suffisamment éclairées par des croisées accessibles aux rayons du soleil.

La température doit être modérée de 12 à 18 degrés dans l'appartement, une chaleur trop élevée énerve le malade, et une trop basse l'expose à des refroidissemens. (Un malade atteint de catarrhe fébrile aigu, se réveillait tous les matins avec une recrudescence de sa maladie, coryza, etc.; la convalescence n'a été durable que lorsqu'on a établi une chaleur égale pendant toutes les nuits dans sa chambre.)

Habillemens, soins de propreté. Les habillemens trop chauds, et ceux dont les tissus excitent particulièrement la transpiration de la peau doivent être proscrits généralement; en effet, outre la perte qui s'opère par la transpiration, cet état habituel de la peau la rend trop faible et trop impressionnable aux agens extérieurs tels que les variations de l'atmosphère, l'humidité, etc. On devra préférer les vêtemens de toile sur la peau; les autres parties d'habillement devront être proportionnées à l'état de la température et assez larges pour ne pas gêner la circulation du sang, ni les autres fonctions; bien entendu que les personnes habituées à la flanelle ne renonceront à son usage qu'après un traitement antipsorique assez long pour rendre le système général moins impressionnable au froid.

Le meilleur moyen d'entretenir la propreté de la

peau, c'est celui de simples lotions avec de l'eau pure, avec du savon, ou avec de la farine d'amandes douces. Dans les maladies aiguës de toute nature, on lavera les mains et le visage avec de l'eau tiède, au moins une fois par jour et le reste du corps tous les trois à quatre jours au moins, excepté dans les maladies exanthématiques. Dans les maladies chroniques des lotions froides faites tous les jours sur tout le corps, ont l'avantage de seconder beaucoup l'action bienfaisante des médicamens homœopathiques, surtout chez les sujets débiles, les enfans cacochymes, ou scrofuleux, et les femmes; nous avons vu les médicamens ne manifester leur action que lorsque les malades se furent soumis à cette pratique.

Les dents seront nettoyées avec de l'eau tiède, ou avec la poudre de pain brûlée, et une éponge ou une brosse douce.

L'usage des bains trop fréquens, long-temps prolongés et chauds, affaiblit considérablement la constitution en général, et le système dermoïde en particulier. Les bains froids exercent une impression vive et forte sur tout l'organisme, par conséquent le médecin seul devra déterminer les cas dans lesquels ces moyens hygiéniques pourront être utiles. Nous ne parlons pas des bains minéraux ou autres médicamenteux, en vapeur, douches, etc., parce qu'étant eux-mêmes des médicamens très-puissans, ils ne doivent être employés que dans des maladies particulières. Les bains de propreté d'une température agréable et d'une durée suffisante pour laver le corps (10 à 15 minutes) seront très-utiles et on ne saurait trop les conseiller.

Le linge propre est très-utile dans les maladies; on évitera le refroidissement des malades en le changeant. Cette précaution est surtout utile pendant les sueurs critiques qui s'établissent souvent par l'effet curatif des médicamens dans les maladies aiguës.

Mouvement, repos et sommeil. L'exercice du corps ne doit jamais être négligé dans le traitement des maladies. Parmi les exercices, la marche au grand air est celui qu'on doit préférer; une heure de promenade en une ou plusieurs fois tous les jours est indispensable pendant le traitement des maladies chroniques; lorsque les malades ne pourront pas marcher, ils remplaceront cet exercice par celui de la voiture. Les vertiges, les nausées et les autres incommodités que produisent souvent les balançoires et l'escarpolette suffisent pour démontrer que les exercices de cette nature peuvent être nuisibles, et doivent être évités pendant le traitement. Les frictions sèches et le massage seront employés lorsqu'aucun moyen de locomotion ne peut être supporté. Le chant et la conversation, ou la lecture à haute voix sont aussi des exercices utiles dans beaucoup de circonstances. Si les malades ne peuvent pas sortir, ils feront autant que possible de l'exercice dans leur appartement en ayant soin d'y introduire de l'air extérieur en tenant les croisées ouvertes; bien entendu que ces conseils se rapportent aux maladies non fébriles: dans celles-ci le repos absolu est souvent indispensable.

L'utilité du sommeil est inappréciable dans les maladies : c'est par un sommeil naturel et réparateur plus ou moins long que l'effet bienfaisant des médicamens homœopathiques commence ordinairement à se manifester dans les maladies, et que souvent les crises s'opèrent, il faut donc que les personnes qui entourent le malade prennent tous les soins possibles pour ne pas l'interrompre. Pour satisfaire convenablement ce besoin de la nature, les malades doivent se coucher et se lever de bonne heure. La lecture de sujets intéressans qui occupent l'imagination le soir en se couchant et surtout dans le lit est en général une mauvaise habitude chez les personnes sujettes à l'insomnie, souvent elle en est l'unique cause par l'activité qu'elle imprime au système cérébral. Les veillées trop prolongées et l'habitude de faire du jour la nuit sont très-nuisibles, cette proscription ne s'étend pas au sommeil de quelques minutes dans le jour après les repas, qui est très-utile aux personnes faibles, elles ne devront par conséquent pas faire d'efforts pour le vaincre lorsqu'elles en sentiront le besoin.

Fonctions sexuelles. La continence absolue est aussi nuisible chez quelques sujets que l'excès contraire : pour que la nature jouisse de la plénitude de ses forces, toutes les fonctions doivent être exercées dans les limites de la modération, afin que la médication ne soit pas entravée; nous avons vu des cas où l'amélioration ne s'est manifestée que lorsque les malades ont mis fin à une continence absolue qu'ils croyaient indispensable à leur guérison.

Les violentes émotions causées par la passion d'un amour exalté ou contrarié sont nuisibles au traitement homœopathique, ainsi que toute excitation artificielle : cette fonction ne doit être que la satisfaction des besoins naturels.

Sensations. Fonctions intellectuelles et morales. Pour qu'un organe vivant acquière ou conserve la plénitude de son développement, il est indispensable qu'il soit exercé; les organes des sens sont sujets à la même loi, mais comme en état de maladie ils deviennent ordinairement plus sensibles à leurs stimulans naturels, ces stimulans doivent être ménagés selon la nature de la maladie; ainsi la lumière, les bruits, les odeurs doivent être proportionnés à la sensibilité des yeux, de l'ouie, et de l'odorat. L'exercice modéré de ces sens est indispensable dans les maladies chroniques. L'impression d'une musique mélodieuse ou gaie est quelquefois un secours utile dans les maladies nerveuses, etc. La fragrance qui s'émane d'une végétation vigoureuse de printemps et la vue d'un beau paysage, en récréant et ranimant les esprits, contribuent à rendre le séjour de la campagne si salutaire; les odeurs des différentes fleurs répandues dans une prairie ou dans un parterre, en se répandant dans une grande quantité de véhicule (l'air atmosphérique), perdent beaucoup de leur vertu médicamenteuse, par conséquent ne peuvent pas empêcher l'action des puissances homœopathiques beaucoup plus pénétrantes, et beaucoup plus en harmonie avec la force vitale; les malades ne devront donc pas craindre leur influence au point de se priver de la promenade si récréative d'un jardin pour éviter l'impression des odeurs qu'ils pourraient y ressentir.

Il est beaucoup moins indifférent de flairer un bouquet porté près des narines parce que son action est plus concentrée sur les papilles nerveuses. Il faut en conséquence que les malades s'en abstiennent.

Les fonctions intellectuelles et morales (les passions) exigent une attention particulière dans le traitement homœopathique parce qu'elles se passent surtout dans le système d'organes sur lesquels les puissances homœopathiques exercent leur première action. Le malade doit éviter les études trop sérieuses, les fortes contentions d'esprit (surtout après la prise des médicamens) et les trop longues applications : un exercice modéré de ces fonctions de l'esprit est aussi utile que celui de toutes celles physiques : ces conseils sont surtout importans dans les maladies mentales. On doit autant que possible éviter toutes les fortes émotions, la colère, la tristesse, l'envie, la jalousie, la crainte, etc.; chez les enfans la trop grande sévérité des parens ou des instituteurs sont très-nuisibles. Hahnemann a remarqué avec beaucoup de raison que les personnes qui se trouvent continuellement sous l'influence d'une de ces affections morales, ne peuvent pas plus être soulagées par l'homœopathie que par toute autre médication, dans ce triste cas, où les médicamens restent sans effets, ou les résultats qu'on en obtient sont courts et éphémères. Notre pratique nous a offert de ces anomalies; le premier soin à prendre dans ces circonstances, est celui de les éloigner des objets qui perpétuent les causes de désordre par un voyage, le changement d'air et de lieu, et les distractions agréables.

Les spectacles dramatiques, outre la mauvaise qualité de l'atmosphère altérée par la foule, les lumières et la trop grande chaleur, offrent aussi l'inconvénient de faire éprouver quelquefois de trop vives émotions. Nous avons vu des symptômes très-graves qui avaient disparu depuis quelque temps par l'action de médicamens antipsoriques, revenir de suite après une soirée passée à un drame de cette nature.

Le bal a l'inconvénient de faire coucher trop tard, d'exposer à des variations de température trop brusques, surtout chez les femmes qui se découvrent des parties du corps habituellement très-couvertes et de faire respirer un air corrompu par la foule, les bougies et les odeurs. Les réunions peu nombreuses qui ne se prolongent pas trop tard dans la nuit, et surtout les bals établis au grand air, pendant le jour et en été, sont un exercice très-utile durant le traitement homœopathique.

Magnétisme animal. Par le fluide magnétique, l'homme agit sur son semblable à une distance plus ou moins éloignée ; le bien-être que l'on ressent auprès des personnes vraiment bonnes, le calme paisible qu'éprouve le nouveau-né dans les bras de sa mère, etc., sont en grande partie causés par l'effet de ce fluide ; et on peut expliquer par son action malfaisante le dépérissement qui a lieu quelquefois chez des enfans confiés à certaines bonnes ou à certaines nourrices qui paraissent avoir, d'ailleurs, toutes les qualités nécessaires excepté la bonté du cœur. L'aversion instinctive que nous éprouvons pour certaines personnes sans nullement les connaître, peut aussi bien être attribuée à l'effet de ce fluide qu'à celui de l'imagination préoccupée. Il est donc de la plus grande importance de n'entourer les malades que de personnes bonnes et bienveillantes ; cette considération n'est pas une des moins puissantes pour éloigner les personnes antipathiques entre elles afin de pouvoir obtenir du succès dans le traitement de l'une d'elles, parce que l'action magnétique malfaisante qui s'exerce sans cesse dans ce cas est un obstacle invincible à l'action des médicamens homœopathiques.

RÉSUMÉ.

D'après les détails que nous avons donnés sur les doctrines médicales anciennes et l'homœopathie, on peut résumer leurs avantages réciproques de la manière suivante:

1° Le médecin homœopathiste étudie plus exactement toutes les circonstances qui peuvent l'éclairer sur la nature de la maladie pour saisir ses caractères particuliers et ne se laisse pas entraîner par l'imagination dans des suppositions.	L'alloopathiste se contente de trouver les caractères génériques et applicables à l'espèce de la maladie et aux qualités qu'il lui suppose d'après la théorie reconnue.
2° Il emploie toujours des agens qui ont été essayés d'avance, et par conséquent dont il connaît positivement les effets sur le corps vivant.	Il n'emploie que des moyens que le hasard lui a fournis ou qui ont été mis à l'essai sur des malades, seulement dans les maladies du même nom ou d'après des vertus que son imagination lui suppose.
3° Il donne toujours les médicamens sans aucun mélange qui puisse en troubler l'action.	Il donne plusieurs substances à la fois, qui doivent se détruire réciproquement et produire des

	effets incertains et irréguliers.
4° Il emploie les médicamens aux doses les plus petites possible et à des intervalles éloignés.	Il doit employer les médicamens à doses très-fortes et à des intervalles rapprochés.
5° Il ne répand pas le sang ni les autres humeurs; il ne martyrise pas ses malades par des vésicatoires, moxas, etc.	Il répand le sang et les autres humeurs, et tourmente les malades par des irritations douloureuses qui affaiblissent et empêchent l'action de la nature et l'épuisent.
6° Il prescrit un régime simple et conforme aux lois de la nature, de manière à soutenir les forces du malade et à rendre la convalescence nulle ou très-courte.	Il conseille la privation d'alimens ou un choix de substances peu approprié aux fonctions de l'estomac qui épuise le malade, rend la guérison longue et difficile et les convalescences interminables.

L'homœopathiste remplit donc le plus exactement possible les conditions d'une bonne guérison exigées par Celse : *tuto*, *cito*, *et jucunde* (avec certitude, célérité et douceur).

FIN.

www.ingramcontent.com/pod-product-compliance
Ingram Content Group UK Ltd.
Pitfield, Milton Keynes, MK11 3LW, UK
UKHW020231220726
13923UKWH00002B/594